Super ALIMENTOS

EL TOP TEN DE LA NATURALEZA

Título original: SUPERFOODS
Traducido del inglés por Antonio Luis Gómez Molero
Diseño de portada: Editorial Sirio, S.A.

©   de la edición original
    2014 Myrna Chandler Goldstein y Mark Allan Goldstein

©   de la presente edición
    EDITORIAL SIRIO, S.A.

EDITORIAL SIRIO, S.A.	NIRVANA LIBROS S.A. DE C.V.	ED. SIRIO ARGENTINA
C/ Rosa de los Vientos, 64	Camino a Minas, 501	C/ Paracas 59
Pol. Ind. El Viso	Bodega nº 8,	1275- Capital Federal
29006-Málaga	Col. Lomas de Becerra	Buenos Aires
España	Del.: Alvaro Obregón	(Argentina)
	México D.F., 01280	

www.editorialsirio.com
sirio@editorialsirio.com

I.S.B.N.: 978-84-16233-22-9
Depósito Legal: MA-822-2015

Impreso en Imagraf Impresores, S. A.
c/ Nabucco, 14 D - Pol. Alameda
29006 - Málaga

Impreso en España

Myrna Chandler Goldstein
y Mark Allan Goldstein

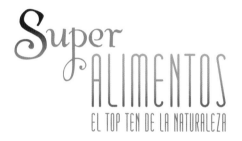

Super
ALIMENTOS
EL TOP TEN DE LA NATURALEZA

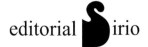

editorial Sirio

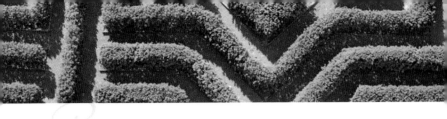

INTRODUCCIÓN

Desde hace mucho tiempo sabemos que la calidad de la salud que disfrutamos depende en gran medida de los alimentos que consumimos. Los alimentos descritos en este libro son los superhéroes que pueden ponernos a salvo evitando (e incluso revirtiendo) las enfermedades crónicas, reforzando el sistema inmunitario y ayudando a que aumente nuestra esperanza de vida. Entre todos los alimentos protectores, sobresalen los arándanos, el brócoli y los germinados de brócoli, la linaza, el ajo, la col rizada, las setas, las cebollas, las algas, la soja y la cúrcuma, que cuentan con el respaldo de la investigación científica más sólida en lo que se refiere a demostrar sus beneficios definitivos para la salud. A menos que tengas intolerancia o alergia a estos alimentos, te aconsejamos que los consumas tan a menudo como sea posible.

La información sobre nutrición puede ser contradictoria y confusa. Sin embargo, al referirnos a alimentos frescos e integrales, como los descritos en este libro, hay poca controversia. Los arándanos negros, por ejemplo, aparecen en todas las listas de superalimentos que conocemos. Si eliges cuidadosamente la información (lo mismo que la comida), puedes aumentar enormemente tus posibilidades de disfrutar de una vida larga y sana.

Muchos han tomado las riendas de su vida y empezado a tomar decisiones sanas sobre su alimentación; también nosotros. Con el tiempo, y a medida que íbamos aprendiendo, hemos ido cambiando considerablemente nuestra dieta. Nos queda mucho camino por delante. Lo mismo que muchos miembros de nuestra generación, cuando éramos más jóvenes apenas prestábamos atención a la nutrición. Más bien tendíamos a seguir consumiendo los mismos alimentos que solían comer nuestros padres. Creíamos que era importante tener carne en la mesa y consumir grandes cantidades de leche y huevos, como se recomendaba en esos tiempos. Resulta que esta dieta «opulenta» en realidad era más costosa, al menos en términos de salud, de lo que podíamos imaginarnos; los científicos estaban empezando a ver la conexión.

Poco podríamos hacer sobre el hecho de que ambos tuviéramos a uno de nuestros padres o hermanos con cáncer colorrectal, pero sabíamos que debíamos mejorar nuestras dietas para evitar correr la misma suerte. Los miembros de nuestra familia, en el lado paterno y el materno, tenían también niveles elevados de colesterol y la presión sanguínea alta, factores que predisponen peligrosamente a la enfermedad cardiovascular. Hoy en día el cáncer y la enfermedad cardiovascular son las causas principales de mortalidad en los Estados Unidos. Las dos son enfermedades crónicas que han afectado prácticamente a todas las familias que conocemos. ¿No sería maravilloso que pudiéramos evitarles a nuestros seres queridos pasar por ellas?

En repetidas ocasiones, mientras trabajábamos en múltiples libros y artículos sobre alimentos y nutrición, nos encontramos con evidencias de que determinados alimentos están repletos de nutrientes vitales que nos protegen de la enfermedad. Todos los superalimentos que recomendamos en este libro son vegetales y en su mayoría extremadamente bajos en grasas. Aparte de esto, son ricos en antioxidantes, hidratos de carbono, minerales y vitaminas. Los antioxidantes son sustancias que ayudan a neutralizar los radicales libres —moléculas inestables que han sido relacionadas con afecciones crónicas como el cáncer, las enfermedades cardiovasculares y el alzheimer—. Además, estos superalimentos contienen un alto porcentaje de fibra, que nos ayuda de diversas formas a protegernos de la enfermedad. Por ejemplo, la fibra

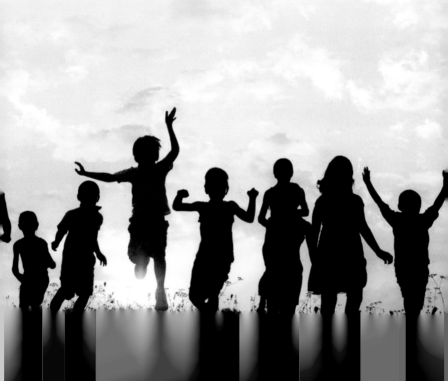

es esencial para eliminar del conducto gastrointestinal las toxinas causantes del cáncer y también descarga al cuerpo del exceso de colesterol.

En la sección de recetas de este libro verás ejemplos de cómo preparar nuestros superalimentos favoritos. Esperamos que estas ideas te ayuden a comenzar, pero permítete experimentar y descubrir formas nuevas y distintas de incluir superalimentos en tus comidas diarias. Todos los ingredientes de las recetas son fáciles de conseguir y pueden convertirse en productos básicos de tu cocina.

¡Permite que los superalimentos te lleven a la supersalud!

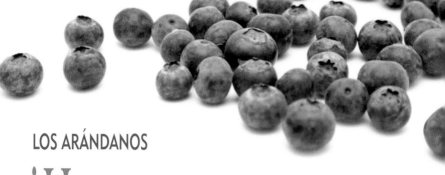

LOS ARÁNDANOS

¡Hay que fijarse en las extraordinarias bayas! Aunque pequeñas de tamaño, las bayas en general, y los arándanos rojos y negros en particular, son superalimentos poderosamente nutritivos que contienen grandes cantidades de antioxidantes, fitoquímicos que promueven la salud y nos protegen contra el cáncer, las enfermedades cardiovasculares y muchas otras afecciones. Cuanto más maduras están las bayas, más antioxidantes tienen.

Los arándanos son autóctonos de Norteamérica, y se atribuye a los indígenas norteamericanos el dar a conocer estos saludables frutos a los primeros colonos. Además de comer las bayas, los indígenas confiaban en sus propiedades medicinales. Una práctica común era, por ejemplo, aplicar arándanos rojos a las heridas de flecha. Hoy día sabemos que, efectivamente, tienen propiedades antimicrobianas y antiinflamatorias.

Alrededor del 90 por ciento de los arándanos negros de todo el mundo se cultiva en los Estados Unidos y en Canadá, y estas pequeñas frutas tienen grandes propiedades de las que presumir. Por ejemplo, solo una taza y media de arándanos negros (alrededor de setenta y cinco arándanos silvestres, o entre cuarenta y cuarenta y cinco cultivados) tiene 7 miligramos de vitamina C, que ayuda al cuerpo a usar las proteínas, sanar las heridas y absorber el hierro. La vitamina C es también importante para tener un sistema inmunitario saludable. Como el cuerpo es incapaz de almacenarla, su ingesta diaria es esencial. Además, los arándanos negros son una fuente excelente de manganeso, necesario para el desarrollo de los huesos y para convertir las proteínas, los hidratos de carbono y las grasas de los alimentos en energía. Y por último, pero no menos importante, una taza y media de arándanos negros tiene 1,8 gramos de fibra dietética. La mayoría de la gente no consigue suficiente fibra en sus dietas, y esto es lamentable porque un mayor consumo de fibra mejora la digestión, disminuye los niveles de colesterol y nos protege contra las enfermedades cardiovasculares y la diabetes tipo 2.

Una de las razones por las que los arándanos rojos son un superalimento es que tienen más ontioxidantes que ninguna otra fruta común. De hecho, se ha descubierto que tienen el contenido total más alto de fenoles (un tipo de antioxidante). Asimismo, contienen vitaminas C, K y E, así como fibra y manganeso. Los arándanos rojos han sido utilizados durante generaciones para prevenir y tratar las infecciones urinarias. Por otra parte, mantienen la salud cardiovascular y presentan propiedades anticancerígenas y antiinflamatorias.

CÓMO CONGELAR LOS ARÁNDANOS FRESCOS

Coloca los arándanos frescos y lavados en una sola capa en una bandeja para hornear y métela en el congelador. Tras unas cuantas horas, cuando estén congelados, saca la bandeja del congelador y pásalos a bolsas de autocierre o a recipientes de plástico antes de volver a colocarlos en el congelador, donde pueden conservarse hasta un año.

Como otros muchos superalimentos, estas bayas están repletas de nutrientes pero son extremadamente bajas en calorías y en grasa. Una taza y media de arándanos negros tiene solo 41 calorías y la misma cantidad de arándanos rojos 30 calorías. Básicamente los arándanos no tienen grasa y pueden comerse de muchas maneras. Frescos, congelados o secos, pueden añadirse a zumos de frutas o a alimentos horneados. La mayoría de las bayas están deliciosas frescas, ya sea solas o añadidas a ensaladas o cereales. Sin embargo, los arándanos rojos son muy ácidos para que resulten agradables al tomarlos frescos y enteros; por eso suelen usarse para la elaboración de cócteles, de zumos o de salsas. Pero muchos de estos productos comerciales contienen cantidades excesivas de sirope de maíz o endulzantes no aconsejables. Incluso los arándanos secos suelen contener azúcar u otros endulzantes.

Los arándanos rojos frescos o congelados se pueden usar en mezclas de zumos o en batidos de frutas, añadiendo dátiles u otras frutas para endulzar. En otoño hay arándanos rojos frescos en la mayoría de los supermercados y pueden congelarse —aguantan hasta un año (ver el recuadro anterior).

Los arándanos rojos crecen en arriates impermeables cubiertos de arena, turba, gravilla y arcilla. A estos arriates se los llama fangales. Un método de recolección consiste en inundar los arriates y recoger las bayas del agua; quienes ven este procedimiento podrían pensar que los arándanos rojos se cultivan en agua, pero no es así. Las frutas que se cosechan por medio del agua normalmente se usan para elaborar zumos y alimentos procesados. Los arándanos rojos que se venden frescos en la sección de productos frescos del supermercado suelen recogerse a mano o a máquina entre mediados de septiembre y mediados de noviembre.

Las épocas de recogida para los arándanos negros frescos van de mayo a agosto. Por lo general se venden en envases de 250 o 500 gramos. Medio kilo supone alrededor de dos tazas, o cuatro raciones. Siempre que sea posible elígelos orgánicos. Los cultivados a la manera convencional utilizan grandes cantidades de pesticidas.

ARÁNDANOS NEGROS	½ TAZA
Calorías	41
Grasa	5%
Hidratos de carbono	92%
Proteínas	3%
ARÁNDANOS ROJOS	½ TAZA
Calorías	30
Grasa	0%
Hidratos de carbono	100%
Proteínas	0%

Si eres lo bastante afortunado como para poder acceder a los arbustos de arándanos negros, te vendrá bien saber que estas bayas alcanzan su punto álgido de madurez a los dos o tres días de volverse azules. Los recién recogidos pero sin lavar, se mantendrán en el frigorífico durante unos diez días; los comprados en la tienda puede que no aguanten tanto porque estas bayas no son tan frescas y tienen tendencia a enmohecerse. Procura congelarlos cuando estén en su época. Cuando no puedas conseguir arándanos negros frescos, búscalos congelados en la tienda de comestibles.

Cáncer

Muchos investigadores se percataron de que los arándanos rojos tienen propiedades anticancerígenas. Un investigador de la Universidad de Massachusetts, en Dartmouth, llevó a cabo un análisis de las publicaciones científicas y descubrió que numerosos estudios de laboratorio demostraban los efectos de los arándanos rojos contra el cáncer de cerebro, mama, colon, hígado, ovarios y próstata. Se trató de aislar las sustancias químicas eficaces de los arándanos, pero se llegó a la conclusión de que aparentemente los distintos fitoquímicos saludables funcionan mejor juntos. Es decir, la fruta entera y los extractos de la fruta entera son más eficaces que sus componentes aislados. El análisis también demostró que los arándanos rojos tienen propiedades antimicrobianas y antiinflamatorias.

Un estudio realizado en la Universidad de Alabama examinó la capacidad del zumo de arándanos rojos para impedir el cáncer de vejiga en las ratas. Tras provocar químicamente el cáncer en ellas, los investigadores descubrieron que aquellas a las que se les administró este zumo tenían menos tumores cancerosos y de menor tamaño.

Salud cardiovascular

Comer arándanos negros es muy recomendable para quienes sufren problemas cardiovasculares, específicamente para quienes corren el riesgo de tener las arterias obstruidas.

Los investigadores de la Facultad de Ciencias de la Universidad de Arkansas realizaron un estudio con ratones proclives a desarrollar lesiones ateroscleróticas, lo que normalmente se conoce como placas o depósitos de grasa. Se dividió a los ratones en dos grupos. Durante veinte semanas los de un grupo fueron alimentados con una dieta que incluía arándanos negros frescos; los del otro grupo no los consumieron. Al final del estudio, se evaluaron las placas en dos puntos distintos de las aortas de los animales. En ambos puntos los depósitos de placas de los ratones que habían consumido los arándanos fueron significativamente más pequeños: las lesiones en el primer punto eran un 58% más pequeñas, y las que se evaluaron en el segundo, un 39%.

Mejora de la memoria

Los arándanos negros también son beneficiosos para los adultos mayores con problemas de memoria, algo que se vuelve cada vez más frecuente conforme aumenta la esperanza de vida de la población. Investigadores del Centro Académico de Salud de la Universidad de Cincinnati reunieron un grupo de 9 adultos mayores que estaban empezando a sufrir cambios en la memoria. Durante doce semanas los voluntarios consumieron zumo de arándanos negros silvestres todos los días. El grupo mostró una mejora significativa en los exámenes de aprendizaje y memoria, y los investigadores llegaron a la conclusión de que el consumo constante de arándanos negros podría potencialmente prevenir la neurodegeneración que conduce a la pérdida de memoria.

Infecciones de las vías urinarias

Varios estudios han demostrado que el zumo de arándanos rojos es eficaz para la prevención de infecciones de las vías urinarias. En uno realizado por la Universidad de British Columbia en Vancouver (Canadá), los investigadores estudiaron los efectos del zumo de arándanos rojos en niños y adolescentes que presentaban un historial de infecciones urinarias. Para tomar parte en el estudio, los sujetos no podían ser mayores de dieciocho años y tenían que haber sufrido al menos dos infecciones documentadas de las vías urinarias durante el año anterior. Se asignó al azar 40 sujetos a cada uno de los dos grupos. Ambos tomaron zumo de arándanos rojos diariamente durante un año. Un grupo recibió zumo de arándanos rojos con una elevada concentración de proantocianidinas y el otro grupo recibió zumo sin ellas. (Las proantocianidinas son los compuestos del zumo de arándanos rojos que cuentan con mayores probabilidades de tener propiedades antibacterianas.) Al final del año, los niños que tomaron el zumo de arándanos rojos con proantocianidinas tuvo una media de 0,4 infecciones de las vías urinarias; quienes tomaron el zumo sin estos compuestos tuvieron un promedio de 1,15 infecciones. Los investigadores determinaron que el zumo de arándanos rojos con una concentración elevada de proantocianidinas era útil para la prevención de las infecciones de las vías urinarias, sin fiebre, en los niños.

¿ESTÁS TOMANDO WARFARINA?

Algunos estudios han indicado que para quienes toman el medicamento anticoagulante warfarina puede ser peligroso consumir arándanos rojos. Si estás tomando warfarina, habla con tu médico antes de consumir productos que contengan arándanos rojos o de tomar su zumo.

Se han diseñado numerosos estudios con el fin de identificar cómo afecta el consumo de arándanos rojos a las infecciones de las vías urinarias. En varios de ellos los resultados han mostrado que el zumo de arándanos rojos se une a las bacterias, entre ellas la *E. coli*. Esta acción vinculante impide a los microbios adherirse a las paredes de las células, que es lo que causa la infección. Una investigación, por ejemplo, demostró que los suplementos de arándanos rojos impedían la infección de *Klebsiella pneumoniae.* En un estudio realizado en dos fases, los investigadores de la Facultad de Medicina de la Universidad de California, en Irvine, seleccionaron a sujetos que no tenían infecciones de las vías urinarias y que no estaban tomando antibióticos. Durante la primera fase, los sujetos recogieron la primera orina del día y tomaron suplementos de arándanos rojos. Durante las seis horas siguientes se tomaron muestras adicionales de orina cada dos horas. En la segunda fase, 9 de ellos recogieron muestras de orina durante dos días. En el segundo día de la segunda fase del estudio los sujetos tomaron suplementos de arándanos rojos. Los investigadores descubrieron la actividad antimicrobiana contra la bacteria *Klebsiella pneumoniae* en la orina de 6 de los 9 participantes en la segunda fase.

Pérdida de peso

Investigadores de la Universidad de la Mujer de Texas, en Denton, descubrieron que los arándanos negros pueden proporcionar la solución que esperan desde hace tanto quienes necesitan perder kilos. El exceso de peso es un problema grave porque aumenta el riesgo de enfermedades cardiovasculares, diabetes tipo 2 y algunos tipos de cáncer, como el de mama.

En pruebas efectuadas en el laboratorio los investigadores aplicaron diversas concentraciones de extracto de arándanos negros a cultivos de tejidos. Descubrieron que las células grasas tenían más probabilidades de disgregarse al ser expuestas a los polifenoles (los antioxidantes que aparecen en las sustancias químicas de las plantas) del arándano y la disgregación era mayor cuando se usaban concentraciones más elevadas. Esto significa que, a nivel molecular, parece que los polifenoles inhiben la obesidad y pueden incluso bloquear el desarrollo de nuevas células grasas.

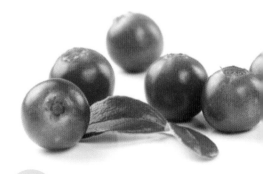

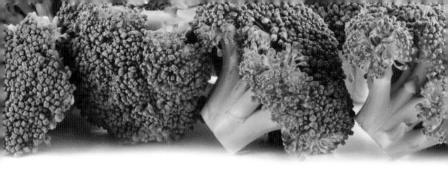

EL BRÓCOLI Y LOS GERMINADOS DE BRÓCOLI

Durante generaciones se les ha dicho a los niños que coman brócoli, y hay una buena razón para ello. Este vegetal tiene una lista de nutrientes aparentemente interminable. Es especialmente rico en fibra, en proteínas y en el aminoácido esencial triptófano. Las hojas también son una fuente de múltiples vitaminas, entre ellas A, C, E, K, folato, colina y otras vitaminas B. Y no escatima en lo referente a minerales; este rey de las verduras es rico en calcio, hierro, magnesio, manganeso, molibdeno, fósforo, potasio y selenio.

Muy pocos alimentos pueden competir con el brócoli, excepto, quizá, su pariente más joven, el brócoli germinado. Una de las razones por las que los germinados están ganando tanto reconocimiento es porque son extraordinariamente ricos en sulforafano, que estimula la producción de enzimas que luchan contra el cáncer. Ciertamente, todas las verduras crucíferas, como la rúcula, el brócoli, las coles de Bruselas, la col, la coliflor y el nabo, son ricas en sulforafano. Sin embargo, según la investigación realizada por la Universidad Johns Hopkins, en comparación con el brócoli, los germinados de brócoli tienen entre veinte y cincuenta veces más cantidad de sulforafano y otros componentes beneficiosos que combaten el cáncer. De hecho, comer pequeñas cantidades de germinados de brócoli puede ser tan eficaz para frenar el cáncer como consumir cantidades mucho mayores de la verdura madura. Además el sulforafano protege contra la diabetes y contra las infecciones microbianas. Y, en general, las verduras crucíferas ofrecen otros muchos beneficios para la salud, como bajar la presión sanguínea y mejorar la función renal.

Desgraciadamente, no a todos les encanta el brócoli. Por ejemplo, el primer presidente Bush mostró públicamente su desprecio hacia esta verdura. Al parecer, cuando era niño su madre le insistía en que comiera mucho brócoli. Décadas después aún no había olvidado ese episodio ni la había perdonado, y de adulto se negó a incluir el brócoli en su dieta.

El brócoli fresco, que originalmente se cultivaba en Italia, se puede conseguir durante todo el año en las secciones de productos frescos de los supermercados. Los germinados pueden cultivarse fácilmente en casa con semillas (ver «Recursos», en la página 105); también es posible adquirir germinados listos para comer en mercados bien surtidos y en tiendas de alimentación natural.

	Brócoli, 1 taza	Germinados de brócoli, 1 taza
Calorías	31	35
Grasa	9%	14%
Hidratos de carbono	70%	62%
Proteínas	21%	24%

Tanto la verdura madura como los germinados son más nutritivos al comerlos crudos; sin embargo, si los cocinas solo unos minutos, retienen casi todos sus nutrientes. Además, los germinados de brócoli pueden marchitarse fácilmente al exponerlos a temperaturas altas. Procura no cocinar excesivamente estos alimentos, pero ten en cuenta que el tallo grande del brócoli requiere más tiempo de cocción que los cogollitos. A veces el brócoli fresco puede ser caro. Una excelente alternativa es el congelado, siempre que haya sido envasado sin sal y sin otros ingredientes innecesarios. Examina la etiqueta.

Cáncer

Con objeto de aprender más acerca de las propiedades anticancerígenas del sulforafano, investigadores de los Emiratos Árabes Unidos usaron este compuesto en experimentos de laboratorio. Los científicos trataron células humanas afectadas por cáncer cervical con diversas concentraciones de sulforafano, solo y combinado con gemcitabina, un medicamento de quimioterapia usado para tratar algunos tipos de cáncer. Descubrieron que tras veinticuatro horas, el sulforafano provocó la muerte de las células cancerosas. Concentraciones mayores de sulforafano dieron como resultado más muerte celular. Al combinarlo con gemcitabina, los investigadores observaron un aumento significativo de muerte celular, y este aumento fue mayor cuando se usaron cantidades mayores de este medicamento. Llegaron a la conclusión de que, combinado con los fármacos convencionales, el sulforafano contenido en el brócoli y en los germinados de brócoli es útil no solo para la prevención del cáncer, sino también para su tratamiento. Los investigadores del Instituto del Cáncer Roswell Park de Buffalo, en Nueva York, llevaron a cabo un estudio con 239 enfermos de cáncer de vejiga. Los sujetos rellenaron cuestionarios sobre su ingesta de alimentos específicos. Durante una media de ocho años de

MEJOR GERMINADOS QUE SUPLEMENTOS

· ·

Algunos investigadores han usado suplementos o polvo de germinados de brócoli con buenos resultados. Si te estás planteando esta opción tan práctica, ten en cuenta que los investigadores del Instituto Linus Pauling de la Universidad del Estado de Oregón han descubierto que los suplementos son significativamente menos eficaces que los germinados de brócoli. La razón es que una enzima importante, la mirosinasa, que está presente en los germinados, no se encuentra en la mayoría de los suplementos. Cuando esta enzima está ausente, el cuerpo absorbe muchos menos componentes beneficiosos.

seguimiento murieron 179 sujetos. De estas muertes, 101 estuvieron causadas por cáncer de vejiga. Los investigadores observaron que los sujetos del estudio que consumían más brócoli, especialmente crudo, tenían muchas más probabilidades de sobrevivir. En su conclusión, expusieron la teoría de que el consumo de brócoli puede mejorar las posibilidades de supervivencia del cáncer de vejiga.

Salud cardiovascular

En un estudio realizado en Irán y en la Universidad de Saskatchewan, en Canadá, los investigadores estudiaron a ratas para determinar el efecto de los germinados de brócoli en la salud cardíaca. Los animales fueron divididos en dos grupos; uno de ellos recibió la alimentación habitual, mientras que en la dieta del otro se incluyó un 2% de germinados de brócoli secos. Después de que las ratas siguieran esta dieta durante solo diez días, se sometió a sus corazones a una disminución de la irrigación sanguínea durante veinte minutos y luego a un aumento de la irrigación sanguínea durante dos horas. Los investigadores examinaron los corazones tras realizar este experimento. Descubrieron un daño significativamente menor de muerte celular y daño oxidativo en los corazones de las ratas que habían consumido los germinados secos de brócoli. Asimismo observaron que además del sulforafano, los germinados de brócoli tienen otros fitoquímicos que podían haber proporcionado una protección adicional.

Los enfermos de diabetes tipo 2 están expuestos a un mayor riesgo de sufrir problemas cardiovasculares, entre ellos niveles elevados de colesterol y aterosclerosis. Investigadores en diversas áreas de Irán querían saber si incorporar germinados de brócoli a la dieta sería beneficioso para estos enfermos y diseñaron un estudio en el que participaron 81 sujetos con diabetes tipo 2. Se los dividió en tres grupos. Durante cuatro semanas, los sujetos de dos de los grupos consumieron diferentes dosis de germinados de brócoli en polvo, mientras que los del tercer grupo tomaron placebos. Un total de 72 personas completaron el experimento. Quienes tomaron las mayores dosis de germinados de brócoli en polvo experimentaron varias mejoras de su salud cardiovascular, entre ellas un aumento de los triglicéridos y del HDL, o colesterol «bueno» (ver el recuadro de la página anterior para más información sobre suplementos de germinados de brócoli).

Enfermedad pulmonar obstructiva crónica

Investigadores del Instituto Nacional del Corazón y los Pulmones de Londres han descubierto que comer brócoli puede ser beneficioso para quienes sufren la enfermedad pulmonar obstructiva crónica (EPOC), una afección que dificulta la respiración y empeora con el tiempo. La mayoría de los pacientes de EPOC fuma o solía fumar; la enfermedad comprende el enfisema y la bronquitis crónica. En un tipo particularmente grave de EPOC, se da una disminución de concentración en los pulmones de una proteína llamada Nrf2, que protege a estos órganos contra los daños derivados de la inflamación.

Como el sulforafano estabiliza los niveles de Nrf2 en los pulmones, el consumo habitual de brócoli puede mitigar los síntomas experimentados por quienes padecen esta clase de EPOC.

Infección por Helicobacter pylori

Investigadores de la Universidad Johns Hopkins de Baltimore, en Maryland, y también de Japón observaron que la infección por *Helicobacter pylori* que causa gastritis y úlceras ha estado fuertemente ligada al desarrollo del cáncer de estómago. Para comprobar si los germinados de brócoli podían ayudar a controlar esta infección, investigaron la posibilidad en voluntarios infectados y en ratones.

En la investigación con ratones los científicos constataron que al darles germinados de brócoli durante ocho semanas, la cantidad de dos de las enzimas que protegen a las células del daño oxidativo se multiplicó por cuatro. Además, la infección en el estómago fue casi cien veces menor y la inflamación de estómago decreció más del 50%.

En las pruebas con seres humanos, los investigadores dieron a 25 personas infectadas con *Helicobacter pylori* unos 70 gramos de germinados de brócoli diariamente durante dos meses; a otro grupo de 25 personas infectadas se les dio una cantidad equivalente de germinados de alfalfa para el mismo periodo de tiempo. Los investigadores examinaron la gravedad de las infecciones al principio de la prueba, en cuatro y ocho semanas, y ocho semanas después de que esta terminara. De los 25 participantes del grupo de la alfalfa, 2 no completaron la prueba, de manera que los análisis finales se basaron en las conclusiones alcanzadas sobre 48 sujetos.

Se descubrió que quienes habían comido germinados de brócoli experimentaron reducciones del 40 por ciento en sus niveles de HpSA, una medida de la presencia de *Helicobacter pylori* en las heces de las personas infectadas. Los que comieron alfalfa no tuvieron cambios en sus niveles de HpSA. Sin embargo, es importante observar que ocho semanas después de que los sujetos dejaran de comer germinados de brócoli, sus niveles de HpSA volvieron a los valores anteriores al tratamiento. Aunque los germinados de brócoli no lograron erradicar las infecciones, las redujeron significativamente. Por tanto, los investigadores concluyeron que el sulforafano de los germinados de brócoli es un agente antibacteriano contra la *Helicobacter pylori*, y puede también ayudar a prevenir el desarrollo del cáncer de estómago.

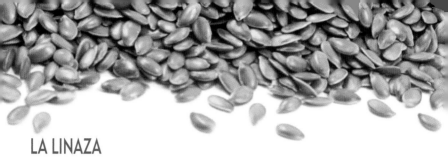

LA LINAZA

El lino fue uno de los primeros cultivos domesticados, y esta planta floral se ha usado desde tiempos remotos para producir fibras destinadas a fabricar cuerdas y tela fina. Aunque las semillas de lino se han consumido desde la antigüedad, hoy en día sabemos mucho más sobre su extraordinario valor nutritivo. Rica en fitoquímicos, fibra, grasas saludables y proteínas, la linaza está también repleta de minerales y vitaminas. Entre ellos cobre, manganeso, magnesio, fósforo, potasio y zinc, además de vitaminas B, vitamina E y folato.

La linaza contiene grandes cantidades de lignanos, fitoquímicos que pueden proporcionar protección ante los cánceres hormonodependientes, como el de mama y el de próstata. La linaza también puede ayudar a aliviar los síntomas asociados con la menopausia.

Además de ser potentes antioxidantes, los lignanos proporcionan fibra soluble en agua que ayuda a mantener el conducto gastrointestinal saludable. Mucha gente usa la linaza para aliviar el estreñimiento y mejorar la regularidad. Sin embargo, como tiene el potencial de provocar síntomas gastrointestinales como la distensión abdominal, es mejor incorporarla a la dieta lentamente, incrementando la cantidad de forma gradual con el tiempo.

Las grasas saludables de la linaza son los ácidos grasos omega-3, especialmente el ácido alfalinolénico. Los ácidos grasos omega-3 son esenciales para la salud del corazón porque disminuyen la presión sanguínea, la inflamación y el estrés oxidativo. También juegan papeles cruciales en la función cerebral y en el crecimiento y desarrollo normales. Como el cuerpo es incapaz de fabricar ácidos grasos omega-3, debemos obtenerlos de los alimentos.

La linaza, que puede ser dorada o marrón, se vende generalmente entera o molida. La entera es difícil de digerir, de manera que muélela antes de usarla para conseguir todos sus beneficios nutritivos. La linaza entera está protegida por una cáscara dura, de manera que se puede almacenar durante mucho más tiempo que la molida, que puede volverse rancia cuando los delicados aceites que contiene se exponen al oxígeno. Por tanto, es mejor que compres semillas enteras y las vayas moliendo en pequeñas cantidades (quizá la provisión para una semana). La mejor manera de moler la linaza es con un molinillo de café que se use solo para ella (de lo contrario las semillas molidas sabrán a café) o en una licuadora.

LINAZA	3 CUCHARADAS
Calorías	90
Grasa	62%
Hidratos de carbono	24%
Proteínas	14%

Aunque es mejor guardar la linaza entera en el congelador, una pequeña cantidad de linaza molida puede conservarse durante varios días en el frigorífico en un recipiente herméticamente cerrado. Así la linaza molida estará lista para añadirse a los batidos de frutas, cereales o ensaladas. También puede usarse en productos horneados, como el pan y las galletas. Aunque los ácidos grasos omega-3 de la linaza son sensibles al calor, la temperatura interior de la mayoría de los productos horneados no es lo bastante alta para dañarlos.

Cáncer

En una prueba realizada en múltiples lugares por el Centro de Cáncer MD Anderson de la Universidad de Texas, los investigadores compararon los efectos de una dieta rica en linaza y una dieta baja en grasas en hombres a los que se les había diagnosticado cáncer de próstata. Reunieron a 161 sujetos que eran candidatos a una extirpación de la glándula prostática y los dividieron en cuatro grupos. Los hombres del primer grupo –de control– mantuvieron su dieta habitual, los del segundo grupo siguieron una dieta suplementada con linaza, los del tercer grupo siguieron una dieta baja en grasas y los del cuarto grupo siguieron una dieta baja en grasa suplementada con linaza. Como media, los sujetos mantuvieron estas dietas durante treinta días. Los investigadores descubrieron que los hombres que tomaban un suplemento de linaza tuvieron un crecimiento más lento del cáncer de próstata.

Investigadores alemanes evaluaron la capacidad de los lignanos dietéticos, como los de la linaza, para proteger contra el cáncer. Los lignanos de linaza se metabolizan en enterolignanos; por tanto, estudiaron los niveles de enterolignanos en un grupo de 1.140 mujeres menopáusicas entre los cincuenta y los setenta y cuatro años a quienes se les había diagnosticado cáncer de mama. Descubrieron que las mujeres con los niveles más elevados de enterolactona (un biomarcador para lignanos dietéticos) corrían un riesgo significativamente más bajo de muerte. De hecho, su tasa de mortalidad se redujo en un 40% comparada con las de las mujeres con los niveles más bajos de enterolactona. Además, los niveles elevados de enterolactona ofrecían protección contra la propagación del cáncer y la formación de tumores secundarios.

Salud cardiovascular

En un estudio realizado en el Centro de Investigación James R. Randall en la Archer Daniels Midland Company de Decatur (Illinois) y también en China, los investigadores examinaron la capacidad de la linaza para bajar los niveles de colesterol y glucosa (azúcar) en sujetos con colesterol elevado. A 66 de ellos se les asignó aleatoriamente la toma de un suplemento de extracto de lignano de linaza o un placebo. Al cabo de ocho semanas, 55 sujetos completaron la prueba. Los investigadores descubrieron que quienes tomaron el extracto de lignano de linaza experimentaron reducciones significativas de los niveles de colesterol total y del LDL, o colesterol «malo». Tras ayunar durante al menos ocho horas, también tenían menores concentraciones de glucosa en la sangre.

Una prueba de la Universidad de Copenhague, examinó la teoría de que añadir fibra de linaza a la dieta baja el colesterol de la sangre y además incrementa la excreción de grasa. Se reclutaron 10 mujeres y 7 hombres y se dividieron en tres grupos. Cada grupo fue alimentado con una dieta diferente: una que incluía una bebida de linaza, una que incluía pan con fibra de linaza y otra que era baja en fibra. Los investigadores proporcionaron toda la comida. Comparada con la dieta baja en fibra, la dieta con bebida de linaza bajó el total de colesterol y el LDL un 12 y un 15% respectivamente;

mientras que la del pan de linaza redujo el total del colesterol y el LDL un 7 y un 9% respectivamente. Ambas dietas produjeron un aumento de la excreción fecal de grasa.

Para llevar a cabo pruebas sobre la linaza, investigadores japoneses reclutaron a 30 hombres de edades comprendidas entre los veintiuno y los cincuenta y siete años. Todos los sujetos tenían niveles ligeramente elevados de colesterol. Durante un estudio de doce semanas, fueron divididos aleatoriamente en tres grupos de tratamiento.

Los sujetos de dos de los grupos recibieron dosis diferentes de extracto de lignano de linaza diariamente, y los del tercer grupo tomaron placebos. Todos los hombres completaron la prueba. Los investigadores descubrieron que cantidades relativamente pequeñas de extracto de lignano de linaza mejoraron los niveles y proporciones de colesterol de los sujetos. Estos, además, experimentaron una disminución de la circunferencia de su cintura, lo cual es importante para la salud cardiovascular.

Investigadores de la Universidad de Texas, del Reino Unido y China analizaron veintiocho estudios sobre los efectos de la linaza en los lípidos sanguíneos. Descubrieron que la intervención de la linaza disminuyó tanto los niveles totales de colesterol como los de LDL. Lo curioso es que los niveles reducidos de colesterol predominaron más en las mujeres, especialmente en las posmenopáusicas, que en los hombres. No se observaron cambios significativos en el HDL, o colesterol «bueno», ni en los niveles de triglicéridos.

Síndrome del colon irritable

Investigadores del Reino Unido querían comprobar si la linaza alivia los síntomas del síndrome del colon irritable, como la distensión abdominal y el estreñimiento. Empezaron dividiendo en tres grupos a 40 sujetos a los que se les había diagnosticado síndrome del colon irritable. Los del primer grupo tomaban dos cucharadas de linaza entera cada día, los del segundo grupo tomaban dos cucharadas de linaza molida cada día y los del tercer grupo continuaron con su dieta habitual. Tras cuatro semanas, 31 de ellos seguían en la prueba, y los investigadores descubrieron que los suplementos de linaza disminuían significativamente la gravedad de los síntomas de los sujetos.

Salud de la próstata

A medida que los hombres envejecen, aumenta su riesgo de padecer hiperplasia prostática benigna, una afección en la que la glándula prostática se agranda y causa varios síntomas desagradables, como la urgencia de orinar y problemas al hacerlo. Aunque hay tratamientos para este problema médico, no siempre son eficaces, y pueden tener muchos efectos secundarios. A veces la cirugía es la única opción factible. Por eso, investigadores del Centro de Investigación James R. Randalll en la Archer Daniels Midland Company de Decatur (Illinois) y de China estudiaron la capacidad de la linaza para aliviar la inflamación asociada con esta enfermedad. Dividieron en tres grupos a 88 hombres de nacionalidad china con hiperplasia prostática. Durante cuatro meses los componentes de dos grupos tomaron diferentes dosis de suplementos de lignano de linaza; los del tercer grupo tomaron placebos. Un total de 78 hombres completaron la prueba. Los investigadores descubrieron que los suplementos de lignano de linaza aliviaban los síntomas asociados con la hiperplasia prostática benigna y mejoraron la calidad de vida de los participantes. De hecho, los suplementos de lignano de linaza fueron prácticamente tan eficaces como los medicamentos recetados normalmente.

La fibra de la linaza puede interferir en la absorción de medicaciones orales, de manera que es mejor no consumir linaza mientras se está tomando medicamentos o suplementos.

Diabetes tipo 2

Unos investigadores de la India trataron de determinar si la linaza sería útil para quienes padecen diabetes tipo 2, que no solo están afectados por los niveles de glucosa en sangre sino además por niveles altos de colesterol. Dividieron en dos grupos a 29 sujetos con diabetes tipo 2. Durante un mes, los componentes de un grupo tomaron 10 gramos de polvo de linaza diariamente; los del otro grupo no recibieron ningún suplemento. Los investigadores descubrieron que los suplementos de linaza disminuían un 19,7% la glucosa de la sangre en ayunas y también la hemoglobina glucosilada, y un 15,6% el total de azúcar en sangre. Además, los sujetos experimentaron reducciones del total del colesterol, los triglicéridos y los niveles de LDL, así como aumentos en los niveles de HDL.

EL AJO

El ajo, una de las plantas cultivadas más antiguas del mundo, es originario de Asia central y se ha usado como comida y como medicina durante miles de años. De hecho, en el antiguo Egipto se les daba ajo a los esclavos para aumentar su fuerza y su bienestar. Los egipcios sabían que unos esclavos más sanos podían ser más productivos.

El ajo es un miembro de la familia *Alium*, a la que pertenecen también las cebolletas, los puerros y las cebollas. Una variedad de componentes que contienen azufre le da su olor penetrante y es responsable de muchos de los beneficios del ajo para la salud. Aparte de esto, el ajo contiene una abundante variedad de nutrientes, como calcio, cobre, manganeso, fósforo, selenio, triptófano, y vitaminas B_1, B_6 y C.

En términos de beneficios para la salud, el ajo es probablemente más conocido por prevenir la enfermedad cardiovascular reduciendo los niveles de colesterol y de triglicéridos y protegiendo a las células y a los vasos sanguíneos contra la inflamación y el estrés oxidativo. Además, baja la presión sanguínea y reduce el riesgo de coágulos. Asimismo tiene propiedades antibacterianas y antivirales. Y por último, y esto tiene una enorme importancia, existen evidencias de que el ajo ayuda a la prevención del cáncer y puede ser útil en el tratamiento para combatirlo.

Para obtener la mayoría de sus nutrientes y beneficios para la salud, compra ajo fresco duro al tacto. Aunque algunas tiendas venden paquetes de dientes de ajo pelados, es más frecuente que se venda en bulbos formados por varios dientes pequeños. El bulbo y los dientes están cubiertos por una piel muy fina, parecida al papel, que es blanca, color hueso o rosada. En casa mantén los bulbos en un lugar fresco y oscuro.

El ajo puede obtenerse en varias formas y también se vende en polvo o en gránulos. Recientemente el ajo negro está ganando cada vez más popularidad y puede conseguirse como producto empaquetado en varias tiendas de alimentación o por internet. El ajo negro está fermentado, lo que transforma tanto su textura como su gusto, haciéndolo más tierno y más dulce. A mucha gente su sabor le resulta más agradable que el del ajo normal.

Ajo	1 DIENTE
Calorías	4
Grasa	3%
Hidratos de carbono	85%
Proteínas	12%

Infección en quemaduras

Investigadores de la Facultad de Ciencias Médicas de la Universidad Ahvaz Jundishapur, en Irán, se preguntaban si dar ajo fresco a quienes sufren de quemaduras sería útil para prevenir las infecciones. Los pacientes con quemaduras tienen un aumento del riesgo de infecciones, particularmente causadas por la bacteria común *Pseudomonas aeruginosa*. Los investigadores dividieron a 140 pacientes con quemaduras en tres grupos según el tamaño de las quemaduras. Cada grupo fue luego subdividido en un grupo de tratamiento y en un grupo de control. Los miembros de los grupos de tratamiento recibían diariamente dos dientes de ajo triturados mezclados con el yogur de su almuerzo; los de los grupos de control recibían solo yogur. Los investigadores descubrieron que a los pacientes con quemaduras moderadas les benefició la adición de ajo en sus dietas, pues una proporción significativamente más baja de estos pacientes desarrolló infecciones en las quemaduras.

Cáncer

En un pequeño estudio piloto realizado en cuatro lugares diferentes de los Estados Unidos, los investigadores desarrollaron una prueba de orina que demuestra que quienes consumen las mayores cantidades de ajo tienen los niveles más bajos de células potencialmente cancerosas en el cuerpo. La investigación empezó con un pequeño estudio en la Universidad Penn State, en Pensilvania, y pronto se expandió para incluir a otros investigadores. En conjunto, sus hallazgos demostraron que quienes consumían solo 5 gramos de ajo al día presentaban los menores marcadores de desarrollo de células potencialmente cancerosas. Como un diente de ajo normalmente pesa entre 1 y 5 gramos, una cantidad relativamente pequeña parece tener una enorme influencia en la prevención del cáncer.

Con el fin de comprobar si el ajo es útil como protección contra el cáncer colorrectal, investigadores de varios lugares de Australia realizaron un análisis sistemático de las publicaciones científicas. Comenzaron por observar que el cáncer colorrectal es la segunda causa principal de fallecimiento en Australia. Por tanto, es muy importante encontrar alimentos que puedan jugar un papel a la hora de prevenir este tipo de cáncer. Los investigadores analizaron cuarenta y tres estudios publicados en los diez años anteriores que examinaban los efectos del ajo o de los componentes del ajo en el cáncer colorrectal. En conjunto, se percataron de que un número importante de investigaciones demostraba que en quienes comían grandes cantidades de ajo la incidencia del cáncer colorrectal era mucho menor.

En otro análisis de publicaciones científicas llevado a cabo en tres lugares diferentes en Chengdu (China), los investigadores evaluaron estudios que relacionaban el consumo de grandes cantidades de vegetales del género *Alium* con un riesgo reducido de cáncer de estómago. El análisis incluía veintiún estudios, con un total de 543.220 participantes. Los investigadores establecieron que los sujetos que consumían grandes cantidades de estos vegetales tenían menos riesgo de desarrollar un cáncer gástrico. Cuando analizaron estudios realizados únicamente sobre el ajo, obtuvieron resultados similares.

Investigadores de tres lugares de Corea comprobaron la capacidad del ajo negro envejecido para prevenir lesiones de hígado inducidas por alcohol en las ratas. Dividieron a las ratas en tres grupos. Al grupo de control se le suministró salina —agua salada—, a un segundo, etanol, y al tercer grupo, etanol y ajo negro envejecido. El etanol se usó para inducir daños en el hígado. El estudio continuó durante cuatro semanas. Como se esperaba, el etanol causó un daño en el hígado a las ratas del segundo grupo. Sin embargo, aquellas a las que se les suministró etanol y ajo negro envejecido sufrieron muchos menos daños en este órgano.

Salud cardiovascular

En un estudio de doce semanas realizado en diversos lugares de Corea, los investigadores evaluaron los efectos del extracto de ajo envejecido y el ejercicio habitual en 30 mujeres posmenopáusicas. Las mujeres fueron divididas en cuatro grupos de intervención, y solo dos de los cuatro grupos hicieron ejercicio. Los grupos que no realizaban ejercicio físico estaban compuestos por 6 mujeres a las que se les dio un placebo y 8 mujeres a las que se les suministró extracto de ajo envejecido. Los grupos que practicaban ejercicio con regularidad estaban formados por 8 mujeres a las que se les dio un placebo y 8 a las que se les dio extracto de ajo envejecido. Los investigadores descubrieron que aquellas que tomaron extracto de ajo envejecido o realizaron ejercicio con regularidad experimentaron mejoras en varios factores que promueven la salud cardiovascular. Por ejemplo, experimentaron una disminución de peso corporal, grasa corporal, índice de masa corporal y LDL. Los investigadores observaron que los efectos del extracto de ajo envejecido parecían ser independientes de los efectos del ejercicio en las mujeres

¿ESTÁS TOMANDO WARFARINA?

. . . .

El ajo puede interferir en la efectividad de la medicación anticoagulante warfarina. Si estás tomándola, consulta a tu médico sobre el uso del ajo.

posmenopáusicas, de manera que tanto el extracto de ajo envejecido como el ejercicio periódico (por separado o en conjunto) son útiles para apoyar la salud cardiovascular.

Investigadores de la Universidad de Adelaida, en el sur de Australia, y del Instituto Nacional de Medicina Integrativa de Australia, en Melbourne, probaron el uso de diferentes dosis de extracto de ajo envejecido en 79 sujetos con una presión sanguínea sistólica elevada. Durante doce semanas los sujetos tomaron una de las tres dosis diferentes de extracto de ajo envejecido o un placebo. Quienes tomaron las dosis altas y medias del extracto tuvieron reducciones en la presión sanguínea sistólica, llevando a los investigadores a la conclusión de que el extracto de ajo envejecido podría ser un tratamiento para la presión sanguínea alta descontrolada.

Investigadores de la Universidad de Shandong, en China, analizaron veintiséis estudios que examinaban la influencia del ajo en los niveles lipídicos sanguíneos. Hallaron que, en comparación con los placebos, el ajo reducía eficazmente los niveles totales de colesterol y los de triglicéridos. Los efectos del ajo fueron más notorios en quienes tenían niveles altos de colesterol total al principio del estudio y consumieron ajo durante periodos de tiempo más largos. Según los investigadores, el ajo no pareció influir en otros niveles de lipídicos en la sangre, como el LDL y el HDL.

Osteoartritis de cadera

Aún tenemos un último estudio sobre ajo, y este examina la asociación entre el consumo de ajo y la osteoartritis de cadera. Investigadores del Reino Unido analizaron los datos de un gran estudio sobre gemelos. Muchos de los sujetos no presentaban síntomas de artritis. Sin embargo, usando imágenes de rayos X, se logró ver la extensión de la osteoartritis en sus caderas, rodillas y columna. Los investigadores descubrieron que quienes consumían mayores cantidades de frutas y verduras (especialmente las pertenecientes al género *Alium*, como el ajo) tenían menos muestras de osteoartritis inicial de la articulación de la cadera.

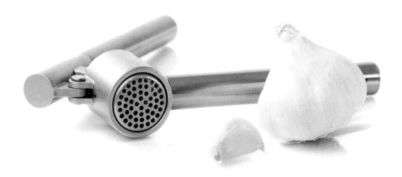

LA COL

Como el brócoli y las coles de Bruselas, la col es una hortaliza crucífera de hoja verde, que se originó en el extremo oeste del continente asiático. Lo más probable es que los celtas nómadas la introdujeran en Europa alrededor del 600 a. de C. En el siglo XVII los colonos ingleses la llevaron a los Estados Unidos.

La forma más común es la col rizada, que puede ser verde o púrpura; esta clase de col es tan bonita que a menudo se usa como guarnición. Sin embargo, por su sabor dulce y suave, y, cómo no, por su sobresaliente poder nutritivo, la col rizada se merece no una mera aparición secundaria en tu plato, sino un papel principal. Otro tipo es la llamada dinosaurio, o col lacinato. Esta forma característica de col verde oscura tiene hojas largas y estrechas y una textura arrugada. En general los dos tipos de col rizada pueden intercambiarse sin problemas en la mayoría de las recetas.

La col rizada posee realmente una maravillosa variedad de nutrientes. Entre ellos, las vitaminas A, B_1, B_2, B_3, B_6, C, E, K y el folato, así como numerosos minerales, como calcio, cobre, hierro, magnesio, manganeso, fósforo y potasio. Últimamente se está prestando más atención a la col rizada porque es muy rica en calcio, y la absorción del calcio de la col rizada en el cuerpo humano es dos veces mejor que la del calcio de los productos lácteos. Asimismo, la col rizada es una fuente excelente de fibra, ácidos grasos omega-3, proteínas y el aminoácido esencial triptófano. Además, es rica en dos tipos de antioxidantes: carotenoides y flavonoides. Sin embargo, a pesar de ser tan extraordinariamente nutritiva, la col rizada es un alimento muy bajo en calorías.

Esta hortaliza se ha ganado a pulso su categoría de superalimento y tiene fuertes propiedades antiinflamatorias, fomenta la salud cardiovascular y elimina activamente las células cancerosas. Algunos investigadores han concluido que la col rizada y otras verduras crucíferas actúan con más potencia contra el cáncer al comerlas crudas. Cuando se cortan o se mastican los componentes de la col rizada que contienen azufre, llamados glucosinolatos, forman isotiocianatos, una sustancia que se ha demostrado que previene el cáncer. Sin embargo, cocinarlos puede reducir sustancialmente, o llegar a destruir, los isotiocianatos de la col rizada. Si no has probado nunca la col rizada cruda, hay dos maneras muy agradables de incorporarla en tu dieta: mezclarla en un batido de frutas o picarla en trozos pequeños y usarla en una ensalada marinada. Tras marinarla en un aderezo durante unos veinte

ELIGE COL RIZADA ORGÁNICA

El Grupo de Trabajo Ambiental, una organización de salud ambiental que publica una guía para compradores con los pesticidas de los productos, ha determinado que la col producida de forma convencional está frecuentemente contaminada con pesticidas. Siempre que te sea posible, elige coles cultivadas orgánicamente.

minutos, las hojas crudas de la col rizada se ablandarán. Otra manera de ablandar los pequeños trozos de col rizada cruda es «masajearlos» con aceite de oliva y zumo de limón, e incluso con trocitos de aguacate maduro. Para impedir que la col rizada fresca se mustie, guárdala en una bolsa de plástico en el frigorífico.

Cáncer

En el Instituto del Cáncer Roswell Park de Buffalo (Nueva York), los investigadores analizaron estudios que vinculaban los componentes de la col rizada y de otras hortalizas crucíferas que contienen azufre a la prevención del cáncer de vejiga. Sin embargo, los estudios, entre los que figuraban tanto investigaciones realizadas en los laboratorios como llevadas a cabo con sujetos vivos, tuvieron resultados inconsistentes. Los investigadores se preguntaban si esto ocurría porque a veces las verduras estaban cocinadas, lo que puede reducir o destruir las cantidades de isotiocianatos, componentes de la col rizada con contenido en azufre que impiden el desarrollo del cáncer. En un estudio realizado en un hospital se examinó el consumo de la col rizada y otras hortalizas crucíferas, crudas y cocidas, de 275 enfermos de cáncer de vejiga y seleccionaron al azar a 825 que estaban siendo tratados por otras enfermedades distintas al cáncer. Se descubrió una fuerte asociación estadística: los sujetos que comieron las mayores cantidades de hortalizas crucíferas crudas corrían menor riesgo de contraer cáncer de vejiga.

Investigadores de la Facultad de Salud Pública de la Universidad de Harvard, en Boston, y de la Univerisidad de California, en San Francisco, observaron que las hortalizas crucíferas como la col rizada, además de la salsa de tomate y las legumbres, disminuían el riesgo de cáncer prostático avanzado en los hombres. Por tanto, decidieron investigar si el consumo de hortalizas crucíferas, la salsa de tomate y las legumbres afectaría a los hombres a los que ya les habían diagnosticado cáncer de próstata no metastásico. En el curso de cinco años, los investigadores estudiaron a 1.560 hombres. Al compararlos con aquellos que comían cantidades más pequeñas de los alimentos estudiados, quienes ingirieron mayores cantidades tenían un 59% de disminución del riesgo de progresión del cáncer estadísticamente significativo. Los investigadores llegaron a la conclusión de que la probabilidad de que se expandiera el cáncer de próstata era considerablemente menor en los hombres que consumieron hortalizas crucíferas tras el diagnóstico.

Col rizada	1 taza
Calorías	34
Grasa	12%
Hidratos de carbono	71%
Proteínas	17%

En una investigación similar llevada a cabo en el Instituto Linus Pauling, de la Universidad del Estado de Oregón, en Corvallis, se analizaron muchos estudios sobre la capacidad de las hortalizas crucíferas para disminuir el riesgo de cáncer en los seres humanos. Los investigadores encontraron pruebas convincentes de que el consumo de hortalizas crucíferas reduce el riesgo de cáncer de mama, colorrectal, de pulmones y de próstata. También observaron que la col rizada y otras hortalizas crucíferas pueden reducir el riesgo

¿PROBLEMAS DE TIROIDES?

· ·

Como todas las hortalizas crucíferas, la col rizada contiene goitró-genos, componentes que pueden interferir en el funcionamiento de la glándula tiroides. La cantidad de goitrógenos se reduce cuando la col rizada se cocina al vapor, se cuece o se deja fermentar. Quienes estén preocupados por su salud tiroidea deberían consultar con su médico antes de consumir col rizada, sobre todo en grandes canti-dades. Si tienes problemas de tiroides, es mejor que evites comerla cruda y que limites su consumo en general, comiéndola solo de forma ocasional y previamente cocinada.

de cáncer pancreático, aunque la evidencia para demostrar esto no era tan fuerte.

Investigadores de varias instituciones de Quebec, entre ellas el Ministerio de Agricultura, el Sainte-Justine University Hospital Center y la Universidad de Quebec, realizaron exámenes de laboratorio para estudiar las propiedades anticancerígenas de treinta y cuatro verduras en células cancerosas del cerebro, el pecho, los riñones, los pulmones, el páncreas, la próstata y el estómago. Descubrieron que la col rizada tiene algunas de las propiedades anticancerígenas más fuertes y puede ayudar a destruir las células cancerosas que se desarrollan en el cuerpo, además de impedir su crecimiento. Curiosamente, los investigadores observaron que las verduras comunes, como la zanahoria, las patatas y los tomates, parecían tener poco o ningún efecto contra el crecimiento del cáncer.

Investigadores del Instituto Metrametrix de Duluth, en Georgia, eran conscientes de que alguna gente no consume hortalizas crucíferas, o solo lo hace en muy pequeñas cantidades, porque no le gustan esos alimentos o porque no tiene acceso a ellos de forma habitual. Por tanto, los investigadores decidieron probar un suplemento que contenía col rizada y coles de Bruselas orgánicas y secas, para determinar si el suplemento podría subir el marcador de actividad anticancerígena en tejidos sensibles a los estrógenos como los que aparecen en los pechos de las mujeres premenopáusicas. En un principio 13 mujeres con edades comprendidas entre los treinta y cuatro y los cuarenta y siete años completaron la prueba, de noventa días. Dos veces al día tomaron cápsulas que contenían 300 miligramos de col rizada orgánica seca y 300 miligramos de coles de Bruselas orgánicas secas, una ingesta diaria de 3,6 gramos de verduras enteras secas igual a 36 gramos de verduras frescas. Los resultados de esta prueba fueron bastante espectaculares: de las 13 participantes, 11 mostraron un aumento fuertemente positivo del marcador de actividad anticancerígena.

Salud cardiovascular

En el Instituto de Cáncer de Shanghai, algunos investigadores querían saber de qué manera afectaba demográficamente a la incidencia de muerte, el consumo de verduras crucíferas, de verduras no crucíferas, de verduras en general y de fruta. Analizaron los resultados de dos estudios de base demográfica en los que participaron 134.796 adultos chinos. En el momento de comenzar su participación, en uno de los estudios la edad media de los sujetos era de cincuenta y tres años, y en el otro de cincuenta y cinco. Las mujeres tuvieron un seguimiento medio de 10,2 años, y durante ese tiempo se produjeron 3.442 muertes. Los hombres tuvieron un seguimiento medio de 4,6 años, tiempo durante el cual se registraron 1.951 muertes. Los investigadores descubrieron que un aumento del consumo de toda clase de verduras, especialmente de hortalizas crucíferas como la col rizada, y de fruta reducía significativamente la mortalidad general, en especial porque se producían menos muertes por enfermedades cardiovasculares.

Investigadores del Departamento de Agricultura del Centro Regional Occidental de Investigación de Albany, en California, determinaron que las verduras de hojas verdes al vapor, como la col rizada, disminuían el riesgo de enfermedades cardiovasculares y de cáncer al consumirlas habitualmente. Una de las razones es que cocinar la col rizada al vapor aumenta su capacidad de unirse a los ácidos de la bilis en el aparato digestivo. Una vez que la col rizada y los ácidos de la bilis están unidos se eliminan del organismo con las heces. Cuando ocurre esto, el hígado debe reemplazar los ácidos de la bilis eliminados extrayéndolos del suministro de colesterol del cuerpo. Ese proceso, por tanto, disminuye los niveles de colesterol. La col rizada cruda también puede unirse con los ácidos de la bilis; sin embargo, el proceso es mucho más eficaz cuando ha sido cocinada al vapor. Los investigadores compararon la capacidad de la col rizada para unirse con los ácidos de la bilis a la de la colestiramina, un medicamento que también disminuye el colesterol de esta misma forma. De todas las verduras examinadas, la col rizada fue la más eficaz para unirse con los ácidos de la bilis.

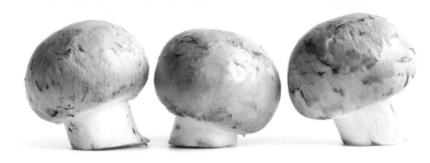

LAS SETAS

Las setas han jugado durante siglos un papel clave en las prácticas terapéuticas de los sanadores tradicionales de Oriente. Aun así, hasta una época bastante reciente, el mundo occidental parecía no estar al tanto de sus poderes medicinales.

Aunque suele pensarse que son vegetales, en realidad las setas constituyen un reino aparte, los hongos. Son ricas en nutrientes –proteínas, vitaminas y minerales– y tienen la capacidad de curar y reparar las células. Además, son muy bajas en calorías e hidratos de carbono, altas en fibra y en vitaminas B, y abundantes en niacina, riboflavina y selenio.

A quienes se encuentran en riesgo de desarrollar problemas cardiovasculares se les aconseja comer alimentos ricos en potasio, mineral que baja la presión sanguínea y reduce el riesgo de ataques. El consumo diario de setas, que son una fuente extraordinaria de potasio, puede prevenir una deficiencia de este importante mineral. Aunque parezca difícil de creer, una sola seta portobello, que puede usarse como sustituto de la carne, tiene más potasio que un vaso de zumo de naranja o un plátano, frutas con reputación de ser ricas en potasio.

Las setas presentan una variedad maravillosa y proporcionan gran cantidad de beneficios para la salud. Incluso la que más se suele vender en el mundo, el champiñón, contribuye de forma especial a la salud humana: se sabe que los champiñones destruyen células cancerosas. Son fáciles de conseguir en cualquier supermercado y contienen altísimos niveles de vitaminas B, además de potasio.

Las setas shiitake, que están ganando popularidad, tienen capas marrones, ligeramente convexas, y un sabor rico y ahumado. Son conocidas por potenciar la salud cardiovascular y la función inmunitaria y por destruir las células cancerosas. Sumamente ricas en hierro, las setas shiitake son además una buena fuente de los minerales cobre, manganeso, fósforo, potasio, selenio y zinc. Además, constituyen una fuente excelente de vitaminas B_2, B_5 y B_6.

Setas	1 taza, en rodajas
Calorías	15
Grasa	13%
Hidratos de carbono	52%
Proteínas	35%

Otras setas que se consumen habitualmente son las marrones, o setas cremini, carnosas y con cierto regusto a tierra, y las portobello, que son sencillamente esas mismas setas marrones desarrolladas por completo. Otra variedad que a veces podemos encontrar en los supermercados, las setas ostra, tiene un sabor delicado y suave.

Cáncer

En una investigación con ratones, científicos del Instituto de Investigación Beckman de City of Hope, en Duarte (California), comprobaron los efectos de los champiñones en las células del cáncer de próstata. Descubrieron que en setenta y dos horas de tratamiento, el extracto inhibió el crecimiento de las células cancerosas; cuando se usó más extracto, crecieron menos. Igualmente, el extracto de champiñón disminuyó el tamaño de los tumores de cáncer de próstata en ratones y retardó la propagación de las células de cáncer de próstata.

Investigadores de la Universidad de Australia Occidental y de China estudiaron la ingesta dietética de champiñones y té verde en más de 1.000 mujeres del sudeste de China, de entre veinte y ochenta y siete años, a quienes se les había diagnosticado recientemente cáncer de mama. Los investigadores realizaron entrevistas personales para conocer el consumo de setas y té verde de las participantes. Descubrieron que las mujeres que comían más cantidad de setas crudas o secas tenían un riesgo significativamente menor de cáncer de mama. Las setas crudas más comúnmente consumidas fueron los champiñones. Este riesgo reducido se vio tanto en mujeres premenopáusicas como en posmenopáusicas. Asimismo, quienes bebían té verde presentaron un riesgo reducido de cáncer.

Un informe de la Facultad de Veterinaria de la Universidad de Pensilvania describe cómo un componente derivado de una seta común promete ser una alternativa eficaz o un tratamiento complementario para los perros con cáncer. Dos investigadores estudiaron a perros que tenían hemangiosarcoma, un cáncer agresivo e invasivo que se forma en las células sanguíneas y afecta al bazo. Los animales fueron tratados con diferentes dosis de un componente encontrado en el *Coriolus versicolor* (también llamado yunzhi o seta cola de pavo), que se usaba en la medicina tradicional china. Algunos de los tratados con el componente de esta seta tuvieron los periodos de supervivencia más extensos para perros con hemangiosarcoma que se han conocido jamás. Normalmente los perros con esta dolencia viven solo unos pocos meses tras el diagnóstico; sin embargo, algunos de los tratados vivieron más de un año. Los que tomaron la dosis más elevada fueron los que vivieron durante más tiempo. Los investigadores sugirieron que la fórmula de las setas podría ser eficaz también al tratar a personas con cáncer.

Salud dental

Investigadores de Italia, Inglaterra, Suecia y los Países Bajos se unieron para examinar las propiedades antimicrobianas y antiplaca del extracto de seta shiitake. Un total de 90 hombres y mujeres fueron reclutados para el estudio y divididos en tres grupos de 30. Durante doce días, los voluntarios de cada grupo se enjuagaron la boca dos veces diariamente con un extracto de seta shiitake, enjuague bucal Listerine o agua (el placebo). Los investigadores descubrieron que el extracto de seta shiitake fue significativamente mejor para reducir la placa dental que el agua, pero no mucho mejor que el Listerine. En lo referente a reducir la inflamación de las encías, sin embargo, el extracto de seta shiitake fue significativamente mejor que el agua y el Listerine, lo que llevó a los investigadores a la conclusión de que este extracto puede ser útil para prevenir problemas dentales comunes.

Colesterol alto y diabetes tipo 2

Investigadores de Australia y Corea del Sur estudiaron los efectos de suministrar champiñón blanco en polvo a las ratas con diabetes tipo 2 inducida en el laboratorio o con niveles elevados de colesterol. Al compararlas con ratas con diabetes tipo 2 que no recibieron tratamiento, las que consumieron el polvo suplementario durante tres semanas tuvieron descensos significativos de los niveles de glucosa (azúcar) en la sangre y de las concentraciones de triglicéridos. Además, las ratas con niveles elevados de colesterol que consumieron el polvo suplementario durante cuatro semanas tuvieron descensos significativos de los niveles totales de colesterol.

Memoria

Investigadores de Japón, al observar que los problemas de memoria, especialmente entre la gente mayor, constituyen una seria preocupación social y de salud pública, y como se sabe que las *Hericium erinaceus* sanan el sistema nervioso, querían descubrir si esta seta puede mejorar la memoria. Estudiaron un grupo de 30 hombres y mujeres con edades comprendidas entre los cincuenta y los ochenta años a los que les habían diagnosticado un deterioro ligero de la memoria. La mitad de los sujetos fue colocada al azar en un grupo de tratamiento con setas, y la otra mitad recibió un placebo. El tratamiento continuó durante dieciséis semanas. Los investigadores observaron que quienes tomaban el suplemento de setas mostraron mejoras significativas en la memoria. Sin embargo, las puntuaciones de memoria de los sujetos decrecieron notablemente cuatro semanas después de que la suplementación fuera interrumpida, lo que llevó a los investigadores a la conclusión de que la mejora de la memoria dependía de una suplementación continua.

Pérdida de peso

Investigadores de la Escuela de Salud Pública Johns Hopkins de Baltimore propusieron la teoría de que se podría perder peso sustituyendo la carne de las hamburguesas por champiñones blancos. Para poner a prueba dicha teoría, reclutaron hombres y mujeres para comer el almuerzo en cuatro días laborales consecutivos durante dos semanas en el Centro para la Nutrición Humana de la escuela. Los voluntarios tomaron almuerzos en los que se usaron champiñones en lugar de carne de ternera picada y cuatro almuerzos que incluían carne de ternera picada pero no champiñones. Un total de 18 hombres y 36 mujeres completaron el estudio y descubrieron que los champiñones eran un sustituto sabroso y satisfactorio de la ternera. Como resultado, los investigadores concluyeron que los champiñones blancos podían ser un sustituto de la carne bajo en calorías y en grasa. Observaron que si la gente hiciera esa sustitución solo una vez a la semana, en un año podría perder más de dos kilos.

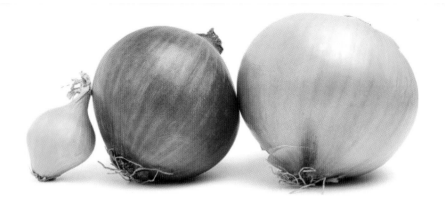

LA CEBOLLA

Como el superalimento ajo, las cebollas pertenecen a la familia *Alium* y son ricas en componentes que contienen azufre, lo que les da su olor penetrante. Aunque las cebollas, especialmente las crudas, pueden ser un poco fuertes para algunos gustos, también son poderosamente nutritivas. Contienen fibra, proteína y varias vitaminas como B_6, C y ácido fólico. Además, son ricas en minerales, entre ellos calcio, hierro, magnesio, manganeso, fósforo y potasio.

Como todas las verduras, las cebollas son abundantes en antioxidantes y especialmente ricas en cuarcetín, un flavonoide que ayuda a retardar el daño a las células. Es interesante que la mayoría del flavonoide de las cebollas está concentrado en sus capas externas, de manera que desechar estas capas elimina gran parte de este importantísimo antioxidante.

Las cebollas, originarias de Asia y de Oriente Medio, han sido cultivadas desde hace más de cinco mil años. Los antiguos egipcios sentían un profundo respeto por ellas y las ponían en las tumbas de los faraones creyendo que eran necesarias para la vida venidera de los grandes líderes. Asimismo, pagaban a los trabajadores con cebollas, de manera que quizá esta humilde verdura jugara un importante papel en la construcción del imperio egipcio.

Alrededor del siglo VI, los habitantes de la India consideraban que las cebollas tenían propiedades médicas, y esta hortaliza creció en popularidad. De hecho, como las cebollas eran relativamente baratas, se usaban extensamente incluso en comunidades con recursos limitados. Eran también populares en Europa durante la Edad Media y Cristóbal Colón las llevó a las Indias Occidentales. Hoy en día, los principales productores de cebollas son los Estados Unidos, China, India, Rusia y España.

CEBOLLAS	1 TAZA, PICADA
Calorías	67
Grasa	2%
Hidratos de carbono	92%
Proteínas	6%

Al comprarlas elige cebollas que estén limpias y firmes. Procura evitar las germinadas o que tengan partes blandas. En casa, lo mejor es conservarlas enteras a temperatura ambiente. Las cebollas verdes, también conocidas como cebollinos, y también las cortadas, deben conservarse en el frigorífico.

Salud ósea

Investigadores del Departamento de Medicina Familiar de la Universidad Médica de Carolina del Sur, en Charleston, examinaron la asociación entre el consumo de cebolla y la densidad ósea en las mujeres. Investigaciones previas que incluían estudios con animales habían sugerido que al parecer los flavonoides, entre ellos el cuarcetín, de las cebollas promovían el crecimiento óseo y la disminución del deterioro de los huesos. Investigadores de la Universidad de Berna (Suiza) identificaron un componente bioactivo clave, un péptido llamado GPCS, en las cebollas que puede prevenir la osteoporosis. En el estudio con seres humanos, los sujetos fueron mujeres de raza blanca, no hispanas, perimenopáusicas y posmenopáusicas con edades de cincuenta años y más. Los investigadores dividieron a las 507 mujeres en cuatro grupos, según la frecuencia con la que consumían cebollas: una vez al mes, o menos, de dos al mes a dos a la semana, entre tres y seis veces a la semana, y una vez al día o más. Descubrieron que aquellas que comían más cebollas tenían la densidad ósea más alta. De hecho, al compararlas con las mujeres que no comían cebollas, las que las consumían con mayor frecuencia redujeron su riesgo de fracturas de cadera en más de un 20%.

Cáncer

Investigadores en múltiples lugares de Taiwán analizaron la ingesta de alimento de 343 pacientes con cáncer esofágico escamocelular y la compararon con la de 755 sujetos comparables pero sin cáncer. Tras estudiar a fondo la ingesta de alimentos, encontraron pruebas convincentes de que las cebollas crudas estaban entre aquellos que disminuían el riesgo de desarrollar la enfermedad.

En el Centro de Ciencias Médicas de la Universidad de Wisconsin, los científicos investigaron las propiedades anticancerígenas del fisetin, un flavonoide encontrado en las cebollas y en otros alimentos. Como resultado de sus estudios, determinaron que el fisetin tiene la capacidad de detener el crecimiento de las células cancerosas de la próstata, mientras que tiene solo un efecto mínimo en las células normales. Observaron que podría desarrollarse como agente para luchar contra el cáncer de próstata.

Los flavonoides son abundantes en las cebollas, pero el té negro es una fuente más conocida. Investigadores del Reino Unido, Irlanda y la Universidad de Ottawa, en Canadá, estudiaron la toma de flavonoides obtenidos de fuentes distintas del té. Como resultado de la investigación realizada con 264 personas con cáncer colorrectal y 408 personas sanas, sin cáncer, los científicos descubrieron que los flavonoides obtenidos de fuentes distintas del té, como las cebollas, están asociados con un menor riesgo de desarrollar cáncer de colon, pero no cáncer rectal.

Salud cardiovascular

Investigadores del Reino Unido y de España examinaron los componentes que entraban en la sangre tras el consumo y la digestión de alimentos que contienen cuarcetín. Su análisis los llevó a determinar que los alimentos con cuarcetín ayudan a prevenir la inflamación crónica que puede llevar a la enfermedad cardiovascular.

La Asociación Norteamericana del Corazón ha estimado que 74,5 millones de estadounidenses tienen hipertensión o presión sanguínea alta, y alrededor del 25% de la población, prehipertensión. Reconociendo las implicaciones para la salud pública, investigadores de la Universidad Central de Washington, en Ellensburg, y de la Universidad de Utah, en Salt Lake City, estudiaron los efectos del cuarcetín, habiéndose probado que baja la presión sanguínea en animales y en seres humanos. En sus propios estudios con seres humanos los investigadores descubrieron que dar suplementos de cuarcetín durante veintiocho días bajaba la presión sanguínea de quienes padecían hipertensión pero no la de aquellos con prehipertensión.

Gripe

Investigadores de la Universidad del Sur de Carolina en Columbia, y de la Universidad de Clemson, en Carolina del Sur, eran conscientes de que el estrés del ejercicio ha sido asociado con un aumento del riesgo de infecciones en el conducto respiratorio superior. Querían saber si el cuarcetín podía disminuir ese riesgo y diseñaron un estudio con animales para investigarlo. El estudio utilizaba ratones, que eran divididos en cuatro grupos. Dos grupos realizaban ejercicio físico en una rueda durante tres días consecutivos, y solo a uno de los grupos activos se le daba cuarcetín. Los ratones de los otros dos grupos no hacían ejercicio, y solo uno de los grupos sedentarios recibía cuarcetín. Los investigadores descubrieron que los ratones que corrían pero no recibían cuarcetín tenían un aumento del riesgo de infección; sin embargo, el cuarcetín reducía el riesgo de infección del segundo grupo de ratones corredores. Además, los que corrían contrajeron la gripe antes que los que no lo hacían. Lo curioso es que la proporción de enfermedad de los ratones que practicaban ejercicio y tomaban cuarcetín era prácticamente la misma que la de los ratones que no lo hacían. Los investigadores sugirieron que el suplemento de cuarcetín minimizaba los efectos negativos del ejercicio estresante. Las cebollas son una fuente natural de cuarcetín, pero la gente que tiene

NO LLORES MÁS

· ·

Según la Asociación Nacional de la Cebolla, enfriar una cebolla antes de cortarla te ayudará a ahorrarte las lágrimas. Además de esto, corta la parte de la raíz al final: ahí es donde se concentran los componentes sulfúricos que provocan las lágrimas.

problemas para digerirlas crudas o cocinadas quizá pueda plantearse tomar suplementos de cuarcetín para evitar las infecciones respiratorias y otros problemas de salud.

Salud prostática

La hiperplasia benigna de la próstata, o agrandamiento de la glándula prostática, es un problema muy común y molesto que se produce frecuentemente en los hombres mayores. Una próstata agrandada dificulta el orinar. Además, los afectados por este problema puede que necesiten despertar varias veces durante la noche para orinar, lo que interrumpe el sueño. Esa es la razón por la que investigadores de Italia y de Francia examinaron la capacidad de las cebollas (y del ajo) para ofrecer algún alivio a este trastorno. Su estudio incluía a 1.369 hombres con glándulas prostáticas agrandadas y a 1.451 hombres comparables sin este problema. Los investigadores descubrieron que los que comían más cebolla (y ajo) tenían menos probabilidades de desarrollar esta afección.

Cicatrices sobresalientes

Investigadores de diversos departamentos de la Universidad de Khon Kaen, en Tailandia, observaron que las cicatrices sobresalientes pueden presentar problemas considerables para los pacientes, así como continuos efectos secundarios de tipo físico y emocional. Por ejemplo, pueden picar o interferir en la movilidad. Por eso, decidieron estudiar cómo responden las cicatrices a un tratamiento con un gel hecho de extracto de cebolla y silicona de uso medicinal. Se incluyó a 60 pacientes de cirugía en un estudio doble ciego, en el que ninguno de los investigadores ni los pacientes sabía quién estaba siendo tratado con el gel hecho de extracto de cebolla o con un producto placebo. Los tratamientos continuaron dos veces al día durante doce semanas, y 54 pacientes completaron el estudio. Se descubrió que los hombres y las mujeres que usaron el gel de cebolla experimentaron menos picor y dolor que quienes usaron el placebo. Las cicatrices tratadas también tuvieron menos pigmentación o coloración oscura, por lo que se volvieron menos apreciables que las cicatrices tratadas con placebo. Asimismo el gel de cebolla mostró otras propiedades positivas: no tenía efectos secundarios y podía eliminarse fácilmente.

LAS ALGAS

Los seres humanos han consumido algas durante miles de años. De hecho, hay evidencias arqueológicas que demuestran que los japoneses llevan más de diez mil años comiéndolas. Las algas han sido desde hace mucho un alimento básico no solo en Japón sino también en otros lugares de Asia, como Corea y Vietnam, y en varios países marítimos como Islandia, Irlanda, Nueva Zelanda y Escocia.

Pese a no tener apenas calorías, las algas albergan un poderoso efecto nutritivo. Contienen una excelente cantidad de vitamina K y de yodo, muy buenas cantidades de folato y magnesio, y son ricas en calcio, hierro, ácido pantoténico, riboflavina, triptófano y vitaminas C y E. Además, contienen polisacáridos sulfatados, conocidos también como fucoidanos, que luchan contra la inflamación, las infecciones virales y la enfermedad cardiovascular.

Hay infinidad de variedades de algas, que suelen clasificarse por el color: marrón, verde o rojo. En la cocina, las algas pueden usarse para hacer *sushi*, o bien añadirse a los guisos, ensaladas, sopas, fritos al estilo chino y muchos otros platos. Algunas de las algas que normalmente se pueden conseguir son arame, dulse, nori y wakame.

El arame, duro en apariencia, tiene un sabor dulce y suave y es una adición sabrosa para las ensaladas y las verduras cocidas. El dulse es suave y fácil de masticar, y a mucha gente le gusta comer esta verdura marina cruda; de hecho, suele venderse en polvo, que puede usarse para aderezar las ensaladas y muchos otros platos. El nori es un alga verde y conocida, laminada en hojas, que se usan para hacer *sushi*. El wakame, que se vende en láminas o tiras, es delicioso en la sopa miso. Excepto el nori y las verduras marinas que se venden en forma de copos listos para espolvorear, la mayoría de las algas deberían remojarse antes de usar; examina las instrucciones de la etiqueta.

Cáncer

Investigadores de Malasia compararon la capacidad de las algas rojas y el tamoxifeno (medicamento usado para tratar el cáncer de mama) para matar las células cancerosas de las ratas. Llegaron a la conclusión de que las algas prevenían la propagación del cáncer más eficazmente que el tamoxifeno. Además, se sabe que este fármaco tiene varios efectos secundarios negativos, algo que no sucede con las algas.

ALGAS	1 TAZA
Calorías	30
Grasa	5%
Hidratos de carbono	74%
Proteínas	21%

En un estudio realizado en el hospital Daiichi Kyoto de la Cruz Roja de Japón, varios científicos investigaron los efectos de comer ciertas frutas y verduras sobre el riesgo de cáncer colorrectal. Basándose en los resultados de colonoscopia y en la información dietética de 893 sujetos, los investigadores descubrieron que las mujeres que comían las mayores cantidades de algas tenían más de un 75% menos de incidencia de cáncer colorrectal; sin embargo, los mismos resultados no se vieron en los sujetos masculinos.

Investigadores de la Universidad Nacional de Gyeongsang, en Corea del Sur, y de la Universidad de Nueva Jersey examinaron la capacidad del fucoidan, derivado de las algas marrones, para detener o retardar la progresión de las células agresivas del cáncer humano de pulmón, que tienen una probabilidad elevada de propagarse.

Como el fucoidan disminuía la actividad de estas células, los investigadores concluyeron que podría considerarse un agente terapéutico contra este tipo de cáncer mortal. Hay que destacar que el fucoidan no dañaba a las células normales, lo que es importante porque el tratamiento estándar de quimioterapia mata tanto a las células sanas como a las cancerosas.

Virus del herpes

Investigadores de Australia y de la Universidad de Chicago explicaron que ciertos tipos de virus del herpes son mucho menos comunes entre las mujeres japonesas que entre las norteamericanas, posiblemente porque las primeras comen muchas más algas. Por eso reclutaron y trataron a 15 sujetos con casos activos de virus del herpes, entre ellos varicela, herpes labial, herpes genital, mononucleosis y herpes zóster. También trataron a 6 personas con infecciones latentes de herpes. Los sujetos recibieron suplementos que contenían wakame, una de las algas que suelen consumirse

AGITA BIEN LAS ALGAS

Si no te ves preparado para cocinar con algas, busca las diversas algas en polvo que se venden en botes como los de las especias. Nada podría ser más fácil que agitar su contenido y esparcirlo directamente en tus platos para aderezarlos y aprovechar así sus múltiples nutrientes.

más en Japón, y las dosis se aproximaron a la ingesta diaria de algas en ese país. Los participantes fueron tratados de uno a veinticuatro meses y los investigadores descubrieron que los suplementos de algas mejoraban la curación, inhibían los gérmenes en quienes tenían infecciones activas y reducían los niveles de dolor de algunos sujetos. Mientras eran tratados con algas, quienes tenían infecciones latentes permanecieron libres de síntomas. Además de realizar este estudio humano, los investigadores analizaron cultivos celulares en sus laboratorios, y en ellos descubrieron que las algas incrementaban el crecimiento de las células T, que luchan contra la infección.

Osteoartritis de rodilla

Investigadores de Australia examinaron una marca de extracto de algas llamada Maritech en 12 hombres y mujeres que tenían un diagnóstico confirmado de osteoartritis de rodilla y que experimentaban dolor, rigidez y dificultades en la actividad física. A los sujetos se les asignaron dosis diarias de 100 o 1.000 miligramos de Maritech. De ellos, 11 completaron el estudio de doce semanas y 1 completó diez semanas.

Al final, los investigadores concluyeron que el Maritech disminuía eficazmente los síntomas, y que las dosis superiores eran más efectivas. La dosis de 1.000 miligramos redujo los síntomas un 52%, mientras que la de 100 miligramos los redujo un 18%.

En otro estudio, investigadores de Minnesota reclutaron a 22 sujetos con edades comprendidas entre los treinta y cinco y los setenta y cinco años con osteoartritis que iba de moderada a extrema. Durante doce semanas tomaron un suplemento manufacturado de algas rojas o un placebo. Tras dos semanas se les dijo que redujeran a la mitad el uso de medicamentos antiinflamatorios no esteroideos (AINE), un tratamiento común para la artritis; tras cuatro semanas, se les pidió que dejaran de usar AINE por completo. En su lugar se los instruyó a controlar su dolor con acetaminofeno. Un total de 14 completaron toda la prueba, con más sujetos abandonando el grupo al que se administraba un placebo por no poder aguantar el dolor de rodilla. El acetaminofeno no proporcionó suficiente alivio para el dolor; sin embargo, en los sujetos que además estaban tomando el suplemento de algas se incrementó su capacidad para caminar, y se movían con más comodidad. Además pudieron reducir la cantidad de AINE que ingerían para controlar su dolor de rodilla.

Acné leve

Investigadores de Italia y del Reino Unido estudiaron si una crema tópica con algas y zinc sería útil para 60 hombres que estaban siendo tratados por acné leve en una clínica dermatológica de Roma. Los hombres fueron tratados con crema de algas o con una crema sin algas ni zinc añadidos.

Durante ocho semanas, usaron la crema dos veces al día. Tras solo dos semanas, los investigadores notaron reducciones significativas en el acné leve de los que usaban la crema de algas. Al final de la prueba los hombres de ambos grupos tenían menos acné; sin embargo, los que usaron la crema con algas presentaban una mejora significativamente mayor. La crema de algas eliminó eficazmente los puntos negros, los puntos blancos y las señales.

Pérdida de peso

Investigadores de la Universidad de Copenhague, en Frederiksberg (Dinamarca), examinaron la capacidad de los suplementos de algas combinados con una dieta restringida en calorías para ayudar a perder peso a los obesos. Se dividió a 96 sujetos en dos grupos: un grupo siguió una dieta restringida en calorías y tomó un suplemento derivado de las algas, y el otro siguió una dieta restringida en calorías y tomó un placebo. Se instruyó a los sujetos para que tomaran el suplemento o el placebo tres veces al día antes de las comidas durante doce semanas. Cuando concluyó el estudio, los investigadores comprobaron que los sujetos que habían tomado el suplemento de algas perdieron más peso, principalmente por una reducción de la grasa corporal. Sin embargo, determinaron que los del grupo del placebo tuvieron mayores disminuciones de presión sanguínea sistólica y diastólica, lo que los llevó a señalar que es importante conocer la cantidad de sodio de los suplementos. Una ingesta elevada de sodio puede elevar la presión sanguínea.

En el Reino Unido, un grupo de investigadores examinaron los efectos de un suplemento a base de algas en 69 hombres y mujeres. Durante siete días algunos de los sujetos tomaron un suplemento de algas antes de las comidas y los otros sujetos consumieron un suplemento alimenticio bajo en grasas también antes de las comidas. Luego se cambiaron los grupos y todos consumieron el producto alternativo. En el análisis final, para el que se tuvieron en cuenta 68 sujetos, los investigadores llegaron a la conclusión de que tuvieron una ingesta diaria de calorías inferior cuando tomaban el suplemento de algas.

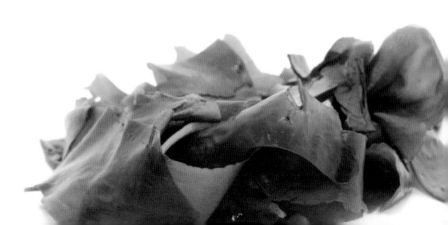

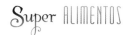

LA SOJA

Al igual que otros muchos superalimentos, la soja tiene raíces ancestrales. Fue cultivada en China durante miles de años y se convirtió en un alimento popular en Japón y en Corea hace más de un milenio. Hoy en día gran parte del mundo depende de la soja y de otras legumbres como fuente excelente de proteínas.

Los granos de soja son las semillas de la planta de la soja, y como otras legumbres se suelen vender secos y se rehidratan al ponerlos en remojo y cocinarlos. Los granos secos almacenados en un recipiente cerrado herméticamente se conservan hasta un año. Puedes conseguir granos de soja en lata listos para usar. Las nueces de soja, un aperitivo crujiente y gratificante, en realidad no son nueces sino granos de soja tostados.

Nada supera a los granos de soja frescos, si puedes encontrarlos. Actualmente algunos supermercados y tiendas de alimentación asiática venden granos de soja frescos, inmaduros, que tienen un color verde brillante; cuando se cocinan el color verde se vuelve todavía más brillante. Los granos frescos de soja se suelen vender bajo el nombre «edamame», un término general usado estén o no aún en la vaina, crudos o cocidos. El edamame fresco debería guardarse en el frigorífico y comerse en uno o dos días; el congelado hay que conservarlo en el congelador y aguanta unos dos meses.

Aparte de las versiones secas, enlatadas y frescas del grano, hay muchas otras variedades disponibles de alimentos saludables a base de granos de soja. El tofu es una forma altamente digerible de soja. Vendido en tarros o en recipientes asépticos, está disponible en diversas presnetaciones, del suave al extrafirme, y puede usarse en platos incontables, desde salteados hasta pasteles cremosos. El tempeh se hace con granos enteros de soja fermentados y se vende en bloques o en tortas; es un sustituto popular de la carne. Y, por último, la leche de soja es una alternativa infinitamente versátil a la leche de vaca y se puede conseguir prácticamente en cualquier lugar. Además de ser una extraordinaria fuente de proteínas, la soja contiene isoflavones, que son fitoestrógenos y antioxidantes naturales. También son una fuente excelente de fibra, ácidos grasos omega-3, vitaminas B_2 y K y de minerales como cobre, hierro, magnesio, manganeso y fósforo. La soja también es rica en molibdeno, un elemento esencial para la nutrición humana, y en triptofano, un importante aminoácido. Los granos de soja ayudan a la salud vascular y ósea. También ayudan a prevenir el cáncer y a calmar los síntomas menopáusicos, como los sofocos. Y como son una rica fuente de fibra y proteínas dietéticas, constituyen una adición valiosa a las dietas de quienes padecen diabetes tipo 2 o necesitan perder peso.

SOJA	1 TAZA
Calorías	376
Grasa	39%
Hidratos de carbono	31%
Proteínas	30%

Salud ósea

Investigadores de Filipinas y de Corea del Sur querían examinar los efectos de la soja en la salud ósea. Para hacerlo diseñaron una prueba de laboratorio realizada con ratas. Les dieron diferentes concentraciones de granos de soja germinados y sin germinar a las ratas jóvenes masculinas para ver si la soja ayudaba al crecimiento óseo. Dividieron 49 ratas en siete grupos y las sometieron a distintas dietas. Tres grupos de ratas fueron alimentados con diversas cantidades de polvo de soja no germinada, otros tres fueron alimentados con diversas cantidades de polvo de soja germinada y un grupo fue alimentado sin polvo de soja. Tras diez semanas los investigadores descubrieron que las ratas que habían sido alimentadas con los dos tipos de polvo de soja experimentaron incrementos en la fuerza ósea.

Investigadores de tres universidades de China analizaron nueve estudios sobre la isoflavona de la soja, un componente antioxidante y estrogénico abundante en los alimentos de soja, y su capacidad para estimular la formación de hueso y prevenir la insuficiencia ósea. Los estudios, que representaban los resultados de 432 sujetos humanos a quienes se habían suministrado suplementos de isoflovana, respaldaron el uso de la soja para mejorar la salud ósea. Es más, los investigadores concluyeron que los suplementos de soja eran beneficiosos incluso en pequeñas cantidades (menos de 90 miligramos diarios) y cuando se usaban durante menos de doce semanas, un tiempo un tanto breve.

Cáncer

La harina de soja es un subproducto que queda al extraer el aceite de las semillas de soja. En pruebas de laboratorio, investigadores de la Universidad de Arkansas, en Fayetteville, evaluaron sus efectos en las células del colon, el hígado y los pulmones. Descubrieron que la harina de soja inhibía significativamente el crecimiento del 73% de las células del cáncer de colon, el 70% de las células del cáncer de hígado y el 68% de las células del cáncer de pulmón. Cuanto mayor era la concentración de la harina de soja, mayor se mostró la inhibición de células cancerosas.

Investigadores del Centro Médico de la Universidad de Vanderbilt, en Nashville (Tennessee), identificaron a 444 mujeres con cáncer de pulmón del Estudio de Salud de la Mujer de Shanghái (en todo el mundo el cáncer de pulmón es una de las causas principales de muerte en las mujeres). Evaluaron su consumo de alimentos en tres momentos distintos: antes del diagnóstico, al principio del estudio y dos años después. Durante el periodo de seguimiento 318 de las mujeres murieron. Pese a la alta tasa de mortalidad, los investigadores pudieron comprobar que las mujeres con un mayor consumo de alimentos de soja antes de su diagnóstico tuvieron en conjunto mejores tasas de supervivencia. A los doce meses del diagnóstico, el 60% de las que comieron la mayor cantidad de soja y el 50% de quienes comieron menos soja seguían vivas. Consumir poco más de 100 gramos de tofu al día era eficaz para reducir el riesgo; no hubo beneficios adicionales por ingerir mayores cantidades de soja.

Salud cardiovascular

Investigadores de Tokio examinaron los resultados de once estudios clínicos que ligaban el consumo de soja con la reducción de los niveles de colesterol. Según estos estudios, comer soja disminuía significativamente los niveles totales de colesterol y de LDL, o colesterol «malo». Sin embargo, parecía no tener efecto en los niveles de HDL (colesterol «bueno») o en los de triglicéridos. Las reducciones de LDL fueron más grandes en quienes tenían niveles elevados de colesterol que en quienes presentaban niveles normales.

Otro estudio, realizado por investigadores del Departamento de Epidemiología de la Facultad Universitaria de Salud Pública y Medicina Tropical de Tulane, en Nueva Orleans, exploraba la conexión entre la proteína de soja y la salud cardiovascular. Los investigadores compararon como 40 gramos de suplemento de proteína de soja al día, 40 gramos de suplemento de proteína láctea al día y 40 gramos de hidratos de carbono complejo (placebo) al día mejoraban varios marcadores de la salud cardiovascular. Durante ocho semanas, a 102 hombres y mujeres, con una media de cuarenta y seis años, se les asignó que tomaran proteína de soja, proteína láctea o un suplemento de hidratos de carbono complejos. Descubrieron que los sujetos que tomaban el suplemento de proteína de soja tenían niveles más bajos de ciertos marcadores, como E-selectina y leptina, que deterioran la salud cardiovascular. Al disminuir esos marcadores la soja apoya la salud cardiovascular.

ELIGE PRODUCTOS DE SOJA ORGÁNICA

Los consumidores entendidos suelen elegir alimentos orgánicos, especialmente cuando se trata de productos frescos, para evitar los pesticidas. En el caso de los alimentos de soja, es importante comprar orgánico porque la inmensa mayoría de la soja está modificada genéticamente. De manera que busca productos de soja que tengan la etiqueta de orgánicos o «no OMG» (OMG es un acrónimo que significa «organismo modificado genéticamente»).

Sofocos

Investigadores del Centro Médico Beth Israel Deaconess, de Boston, querían comprobar si un compuesto obtenido de la soja sería útil para tratar los sofocos causados por la disminución de los niveles de estrógenos en las mujeres menopáusicas. Reclutaron mujeres de entre treinta y ocho y sesenta años que experimentaban entre cuatro y catorce sofocos al día. Las participantes se dividieron en tres grupos: dos grupos tomaron dos dosis diferentes de un suplemento de soja diariamente y el tercero tomó un placebo. Los investigadores descubrieron que al compararlas con las mujeres que tomaban el placebo, las de ambos grupos de tratamiento experimentaron una reducción significativa en el número de sofocos diarios.

En otro estudio, investigadores del Instituto Nacional de Salud y Nutrición de Tokio y de tres universidades de los Estados Unidos evaluaron diecisiete pruebas sobre el uso de productos de soja para tratar los sofocos. Descubrieron que quienes consumieron dos raciones diarias de soja o tomaron suplementos de soja durante un periodo comprendido entre seis semanas y doce meses tuvieron sofocos con menos frecuencia y los sofocos fueron menos importantes. De hecho, la frecuencia de sofocos se redujo en un promedio del 20% y la importancia en un promedio del 26%. En los estudios que continuaron durante periodos más largos, la disminución de la frecuencia de sofocos fue tres veces más grande que en los estudios realizados durante periodos más cortos, lo que sugiere que la soja controla más eficazmente los sofocos cuando se consume asiduamente con el paso del tiempo.

Memoria

Investigadores de Japón pusieron a prueba la capacidad de los suplementos derivados de la soja para mejorar la memoria en 78 sujetos entre las edades de cincuenta y sesenta y nueve años que tenían problemas de memoria. Fueron divididos en tres grupos: dos grupos tomaron distintas dosis del suplemento y el tercer grupo tomó un placebo. Los investigadores descubrieron que los suplementos derivados de la soja mejoraban la memoria; las mejoras fueron prácticamente las mismas con las dosis más bajas y con las más altas de suplemento.

LA CÚRCUMA

Originaria de Indonesia y del sur de la India, la cúrcuma es una planta relacionada con el jengibre que ha sido cosechada desde hace miles de años. Los comerciantes árabes la introdujeron en Europa durante el siglo XIII, pero no fue hasta tiempos relativamente recientes cuando la cúrcuma ganó popularidad en muchos países occidentales. Hoy en día se cultiva principalmente en China, Haití, Indonesia, India, Jamaica, Filipinas y Taiwán.

Algunas partes de la planta se secan y se muelen hasta formar un polvo que se usa para hacer el curry y la mostaza amarilla. La cúrcuma tiene un sabor a pimienta y un aroma que recuerda a la naranja y el jengibre. Su color es de un amarillo anaranjado, por lo que también se usa como tinte para telas.

Lo más significativo, en lo referente a su inclusión como superalimento, es el hecho de que la cúrcuma también se emplea como remedio curativo, especialmente para tratar las afecciones asociadas con la inflamación. Su característico pigmento amarillo o naranja se llama curcumina, y es ahí donde se supone que residen los poderes curativos de la cúrcuma.

Aparte de calmar la inflamación, esta especia es también útil para una gran variedad de trastornos. Entre ellos pérdida de apetito, artritis, cáncer, problemas cardiovasculares, resfriados, demencia, depresión, diarrea, fiebre, trastornos de la vesícula biliar, gases, acidez gástrica, ictericia, infecciones pulmonares, problemas menstruales, dolor de estómago, retención de líquidos y lombrices. Al aplicarla directamente sobre la piel, la cúrcuma ayuda a sanar contusiones, heridas infectadas, afecciones inflamatorias cutáneas, picaduras de sanguijuelas y tiña.

Cúrcuma	1 cucharadita
Calorías	8
Grasa	23%
Hidratos de carbono	70%
Proteínas	7%

Un informe publicado en el *International Journal of Clinical Medicine* describía sencillamente lo eficaz que puede ser la cúrcuma para prestar auxilio en múltiples afecciones. El informe fue escrito por un médico de sesenta y un años nacido y criado en el sur de la India pero que había vivido en los Estados Unidos durante más de treinta años, y cuenta sus experiencias. Tras comer curry —un plato indio popular que contiene cúrcuma— a diario durante cincuenta años, el médico decidió que esta comida era la causa de sus frecuentes trastornos gastrointestinales. De manera que dejó de consumirlo. Alrededor de tres meses más tarde, comenzó a tener dolor y una sensación de ardor en las piernas y en los pies. El dolor persistió durante seis años. Durante este tiempo, cuando comía cúrcuma, el dolor se reducía, aunque solo temporalmente. También empezó a tener problemas de memoria, y su nivel de antígeno prostático específico (PSA), una medida que indica el potencial para desarrollar cáncer de próstata, aumentó. El médico decidió volver a introducir en su dieta diaria un plato de curry. Tras comerlo dos veces al día durante una semana, su dolor se volvió controlable y su memoria mejoró. Tras nueve semanas, su memoria se restauró y sus niveles de PSA decrecieron.

Artritis

Investigadores del Hospital Siriraj de Bangkok (Tailandia) dividieron a 107 personas con osteoartritis de rodilla en dos grupos. Durante seis semanas y diariamente, los sujetos del primer grupo tomaron 2 gramos de cúrcuma, y los del segundo grupo, 800 miligramos de ibuprofeno, un medicamento que reduce la inflamación. Los investigadores, que no conocían el tratamiento que recibía cada sujeto, evaluaron sus niveles de mejoría, cada dos semanas durante seis semanas. Un total de 45 sujetos del grupo de cúrcuma y 46 sujetos del grupo de ibuprofeno completaron la prueba. Se descubrió que los sujetos tenían un grado de satisfacción similar con los tratamientos, evaluándose a sí mismos de moderadamente satisfechos a muy satisfechos.

Otro estudio sobre el uso de la cúrcuma para la osteoartritis de rodilla fue realizado por investigadores del St. John's Medical College de Bangalore, en la India. Los 120 sujetos, a los que les había diagnosticado osteoartritis de rodilla y que habían declarado que llevaban sintiendo dolor al menos seis meses, fueron asignados al azar a uno de cuatro grupos. Los componentes del primer grupo tomaron un placebo; los del segundo grupo, 1.000 miligramos de cúrcuma al día; los de un tercer grupo, 1.500 miligramos de sulfato de glucosamina diarios, suplemento bastante conocido que se usa para la osteoartritis, y los sujetos del cuarto grupo, 1.000 miligramos de cúrcuma y 1.500 miligramos de sulfato de glucosamina al día. Todos los tratamientos se dieron divididos en dos dosis. Al final de los cuarenta y dos días de duración del estudio, los sujetos de todos los grupos de tratamiento experimentaron algún grado de mejoría. Los investigadores comentaron que la cúrcuma fue bien tolerada por todos ellos.

En otro estudio similar, investigadores de la Baylor University Medical Center de Dallas (Texas) y el Nirmala Medical Centre en Muvattupuzha (India), trataron a 45 personas con artritis reumatoide con suplementos de cúrcuma o con diclofenac, un medicamento antiinflamatorio sin esteroides que se expide bajo receta. De ellas, 38 completaron la prueba de dos meses. Los investigadores descubrieron que 1 gramo de cúrcuma al día proporcionaba mayores mejoras en la hinchazón y en el dolor que 100 miligramos de diclofenac. Aunque no se produjeron abandonos debido a efectos adversos en el grupo de la cúrcuma, el 14% de los sujetos del grupo de diclofenac se retiró por los efectos secundarios del medicamento.

Salud cardiovascular

En Uttar Pradesh (India) varios investigadores examinaron la capacidad de la cúrcuma para disminuir los niveles de lípidos en 120 sujetos con exceso de peso en edades comprendidas entre los quince y los cuarenta y cinco años y con niveles elevados de colesterol. Durante tres meses, un grupo de sujetos tomó un extracto de cúrcuma y el otro un placebo dos veces al día antes de las comidas. Al final del experimento los que tomaban cúrcuma experimentaron reducciones significativas de sus niveles de lípidos, del colesterol total, de los triglicéridos y del LDL. Los del grupo de placebo no tuvieron cambios significativos en sus niveles de lípidos.

Los experimentos con animales han mostrado también que la cúrcuma baja eficazmente los niveles de colesterol. Investigadores de la Universidad King Faisal en Al-Ahsa (Arabia Saudita) dividieron 24 ratas en cuatro grupos. El primer grupo fue alimentado con una dieta normal; el segundo, con una dieta normal y semillas negras de comino; el tercero, con una dieta normal y cúrcuma, y el cuarto, con una dieta normal, semillas negras de comino y cúrcuma. Los investigadores descubrieron que las ratas a las que se dio semillas negras de comino o cúrcuma tuvieron reducciones significativas del colesterol total y de los niveles de LDL. Sin embargo, las que recibieron semillas negras de comino y cúrcuma experimentaron las mayores reducciones.

Pólipos gastrointestinales

Investigadores de la Universidad de Washington, en Seattle, observaron que el cáncer colorrectal ha sido asociado con el consumo de una dieta rica en grasas, especialmente grasas saturadas. Decidieron examinar la capacidad de la curcumina para reducir la incidencia de los pólipos intestinales, tumores que tienen el potencial de volverse cancerosos. Algunos animales recibieron una dieta rica en grasas, mientras que otros fueron alimentados con la dieta estándar de los roedores. Los investigadores descubrieron que cuando se compararon con los ratones a los que se había dado la dieta estándar, los que tomaron la dieta rica en grasas durante tres meses tuvieron un 23% de crecimiento del número total

SUPLEMENTOS PARA DARLE SABOR A TU VIDA

· ·

Si no te gusta el sabor de la cúrcuma o del polvo de curry pero quieres los beneficios para la salud que te ofrece la curcumina, el principal ingrediente de la cúrcuma, plantéate usar suplementos en lugar de tomar la especia. La gente declara resultados positivos al usar suplementos de cúrcuma o curcumina, pero observa que las cantidades de estos ingredientes activos pueden variar según el suplemento.

de pólipos. Sin embargo, los suplementos de curcumina revirtieron significativamente este desarrollo acelerado de los pólipos. Por tanto, concluyeron que la cúrcuma puede ayudar a prevenir los pólipos intestinales que puedan dar lugar a un cáncer colorrectal.

Salud neurológica

Una investigación preliminar en la Universidad del Estado de Michigan, en East Lansing, observó que la enfermedad de Parkinson se caracteriza por la aglomeración de ciertas proteínas. Los investigadores determinaron que un componente encontrado en la curcumina bloquea esta aglomeración, lo que puede tener efectos prometedores para quienes padecen esta enfermedad.

Ciertos medicamentos usados para tratar los ataques asociados con la epilepsia pueden causar problemas de memoria. Investigadores del All India Institute of Medical Sciences, de Nueva Delhi, desarrollaron un estudio en el que se emplearon ratas para comprobar si la curcumina podía reducir ese efecto secundario. Fueron divididas en siete grupos de seis ratas cada uno y se les dieron varios medicamentos durante veintiún días. Se descubrió que la curcumina reducía los problemas de memoria asociados con la medicación para la epilepsia.

Dos investigadores de Egipto llevaron a cabo otra prueba sobre la capacidad de la curcumina para proteger la memoria de las ratas. Durante quince días les dieron uno de los siguientes cuatro tratamientos: una alta dosis de curcumina, una dosis más baja de curcumina, memantine (un medicamento para la enfermedad de Alzheimer) y diclofenac (un antiinflamatorio común). Al final de ese periodo, se les dio a las ratas un fármaco que provoca una disfunción de la memoria. Luego los investigadores sometieron a los animales a varias pruebas para evaluar su memoria. Curiosamente, descubrieron que la dosis más baja de curcumina fue más eficaz que la dosis alta de curcumina y que los otros dos medicamentos.

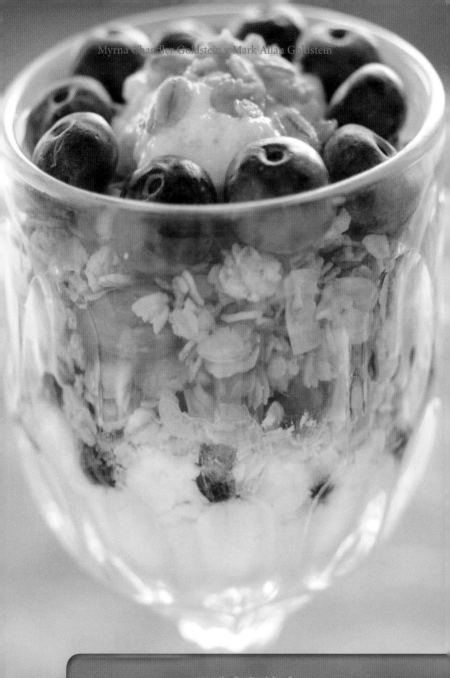

RECETAS

PARFAIT DE ARÁNDANOS NEGROS Y YOGUR *(4 raciones)*

Esta es una manera increíblemente sencilla y deliciosa de servir arándanos en cualquier momento del día. Pruébalo para el desayuno, almuerzo, como aperitivo o postre.

. . . .

300 gr de yogur vegetal de vainilla

1 cucharadita de néctar de ágave o miel

2 tazas de arándanos negros

½ taza de granola

. . . .

Coloca el yogur en un bol mediano y agrega el néctar de ágave hasta que estén bien mezclados. Con una cuchara pasa la mitad del yogur a un plato de servir. Adorna con una taza de arándanos y ¼ de taza de la granola. Repite con los ingredientes restantes en un segundo plato. Sirve inmediatamente o enfría hasta el momento de servirlo.

ENSALADA BEAUTEOUS DE ARÁNDANOS NEGROS *(4 raciones)*

Esta guarnición de ensalada es un plato sensacional que provoca encendidos elogios. Los arándanos sencillamente se derriten en la boca.

. . . .

2 tazas de mesclun

2 tazas de arándanos negros

⅓ de taza de nueces picadas en trozos grandes

2 cucharaditas de aceite de oliva virgen extra

1 cucharadita de vinagre añejo balsámico

. . . .

Divide a partes iguales el mesclun en cuatro platos de ensalada. Adorna cada ración con ½ taza de arándanos y 1 cucharadita copiosa de nueces. Bate el aceite y el vinagre en un bol pequeño hasta ligarlos. Rocía 2¼ cucharaditas del aderezo en cada ensalada.

BRÓCOLI Y PIMIENTO DULCE *(2 raciones)*

Solo se tarda unos pocos minutos en preparar esta guarnición de ensalada repleta de nutrientes, que es la elección perfecta cuando tienes prisa por poner la comida en la mesa.

· ·

1 cucharadita de aceite de oliva virgen extra o aceite de aguacate

1 gran pimiento rojo dulce, en rodajas

2 tazas de cogollos de brócoli

½ taza de nueces cortadas en trozos grandes

2 cucharaditas de aceitunas kalamata partidas

· ·

Calienta el aceite en una gran sartén plana a fuego medio alto. Añade el pimiento dulce y cocina, removiendo de vez en cuando, hasta que esté tierno, de 3 a 5 minutos. Añade el brócoli y cocina, removiendo hasta que esté tierno pero crujiente, de 5 a 7 minutos. Pásalo a un plato de servir y adorna con nueces y aceitunas.

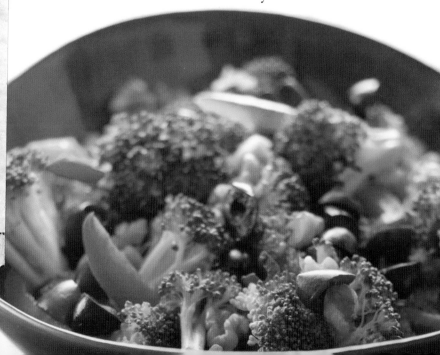

ENSALADA DE GERMINADOS DE BRÓCOLI *(4 raciones)*

Esta ensalada es tan colorida como nutritiva. Los germinados de bró-coli suelen encontrarse en la sección refrigerada del departamento de productos frescos del supermercado.

. . . .

2 remolachas pequeñas
2 tazas de hojas de lechuga cortadas
½ taza de almendras laminadas
½ taza de arándanos
½ taza de germinados de brócoli
¼ de taza queso vegano rallado
1 cucharada de aceite de oliva virgen extra
1 cucharada de vinagre balsámico añejo

. . . .

Pon las remolachas al vapor hasta que estén cocidas, entre 30 y 35 minutos. Déjalas enfriar ligeramente, y luego pela la piel con los dedos y córtalas en trozos del tamaño de un dado.

Coloca la remolacha, la lechuga, las almendras, los arándanos, los germinados de brócoli y el queso en un bol grande. Rocía con aceite y vinagre. Remueve ligeramente hasta que esté bien distribuido.

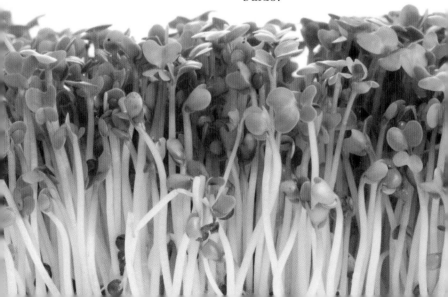

SAUTÉ DE ARÁNDANOS Y QUINOA *(4 raciones)*

Aunque los platos de arándanos son populares en otoño, cuando la temporada de los arándanos está en su punto álgido, esta receta incluye arándanos secos, de manera que puede hacerse en cualquier época del año. La adición de quinoa llena de proteínas a este plato.

. . . .

1 taza de agua
⅔ de taza de quinoa (ver nota)
⅓ de taza de piñones
1 cucharadita de aceite de oliva
    virgen extra
1 cebolla pequeña, picada
½ taza de arándanos secos

. . . .

Pon el agua y la quinoa en una cacerola mediana a fuego alto y déjala hervir. Baja el fuego al mínimo, cubre y cuece durante 30 minutos. Aparta del fuego, déjala reposar cubierta durante 5 minutos y luego remueve con un tenedor.

Precalienta el horno a unos 160 ºC, extiende los piñones en una sola capa en una bandeja para hornear. Hornea durante 10 minutos, sacando la bandeja del horno unas cuantas veces para revolver los piñones hasta que estén tostados uniformemente. Presta atención para que no se quemen.

Pon el aceite en una gran sartén plana a fuego medio alto. Añade la cebolla y cocina, removiendo ocasionalmente, hasta que esté tierna, de 3 a 5 minutos. Añade la

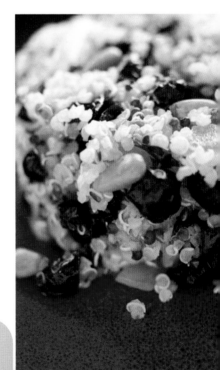

quinoa, los arándanos y los piñones y cocina, removiendo de vez en cuando, hasta que estén bien cocinados, de 3 a 5 minutos.

Nota: como la quinoa está recubierta de forma natural por una resina jabonosa que puede causar amargor, lávala siempre antes de cocinar (a menos que estés usando una marca que haya sido prelavada). Pon la quinoa en un colador fino de tela y lávala con agua corriente hasta que el agua salga clara y no quede más espuma jabonosa.

TACOS VEGETARIANOS CON LINAZA *(4 raciones)*

A los niños de cualquier edad les encantan estos tacos coloridos y sabrosos con sus saludables rellenos.

. . . .

1 tomate grande, cortado en dados

1 taza de judías negras cocinadas o en lata, escurridas

1 gran pimiento rojo dulce, en dados

1 cebolla pequeña, en dados

½ taza de aceitunas negras cortadas

2 cucharadas de linaza molida

2 dientes de ajo, picados

4 tortillas de maíz orgánico

1 aguacate maduro en cuartos (ver nota)

½ taza de queso cheddar vegano rallado

1 taza de salsa

. . . .

Coloca el tomate, las judías, el pimiento dulce, la cebolla, las aceitunas, la linaza y el ajo en un bol grande. Remueve estos ingredientes suavemente hasta que estén bien mezclados.

Para hacer los tacos, pon un cuarto de la mezcla de judías en cada taco. Adórnalo con un trozo de aguacate, 2 cucharadas de queso y ¼ de taza de salsa.

Sirve frío o caliente. Para calentar los tacos, precalienta el horno a unos 200 ºC. Colócalos cuidadosamente en una bandeja de hornear y hornea de 5 a 10 minutos hasta que se calienten bien.

Nota: para cortar en cuartos un aguacate, córtalo por la mitad a lo largo. Dale la vuelta a las mitades después de quitar el hueso. Corta cada mitad en dos y pélalo.

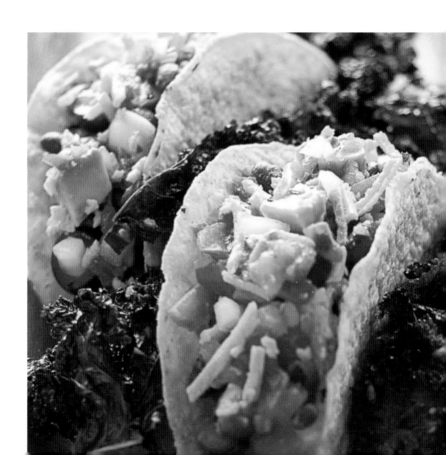

DELICIOSOS GUISANTES AL AJILLO *(4 raciones)*

Este es un plato para verdaderos amantes del ajo. Aunque puede hacerse con ajo normal o negro, procura esforzarte por conseguir ajo negro, que es más dulce y más suave que el normal.

- 2 cucharaditas de aceite de oliva virgen extra
- 15 champiñones, cortados en rodajas
- 6 cebolletas, cortadas en piezas de 2,5 cm
- 10 dientes de ajo negro o ajo normal, picado
- 1 paquete de unos 280 gramos de guisantes congelados

Calienta el aceite en una gran sartén plana a fuego medio alto. Añade los champiñones y cocina, removiendo de vez en cuando, hasta que suelten sus jugos, de 5 a 10 minutos. Baja el fuego al punto medio, añade las cebolletas y cocina, removiendo de vez en cuando, hasta que los champiñones estén blandos, de 5 a 10 minutos. Agrega el ajo y los guisantes y cocina hasta que los guisantes estén hechos, unos 5 minutos.

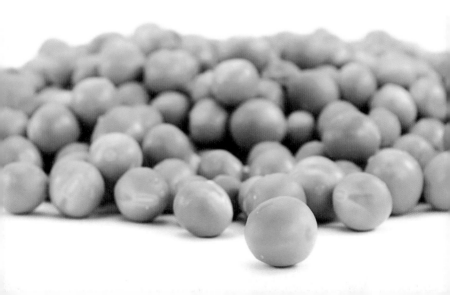

VERDURAS CON AJO *(4 raciones)*

El ajo y el aceite de oliva hacen muy buena pareja, y no hay mejor momento para recurrir a ellos que en la temporada del calabacín, el pimiento dulce y la albahaca. Esta saludable mezcla se prepara en solo quince minutos.

. . . .

2 cucharaditas de aceite de oliva virgen extra

5 dientes de ajo, picados

2 calabacines, en rodajas

2 pimientos rojos dulces, en rodajas

1 cucharada de albahaca fresca picada, o 1 cucharadita si está seca

Sal

Pimienta molida

. . . .

Calienta el aceite en una gran sartén plana a fuego medio alto durante 30 segundos. Añade el ajo y fríelo, removiendo ocasionalmente, hasta que esté dorado, durante 5 minutos. Añade el calabacín, los pimientos dulces y la albahaca, y cocina, removiendo ocasionalmente, hasta que el calabacín esté tierno, unos 10 minutos. Aliña con sal y pimienta al gusto.

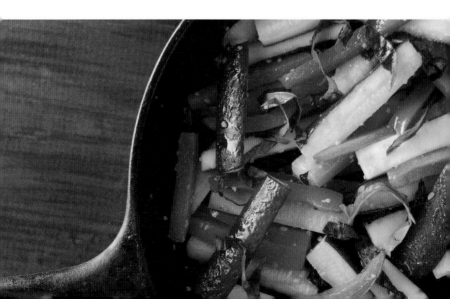

CHIPS DE COL RIZADA *(4 raciones)*

Los chips de col rizada son increíblemente caros, pero no tienes por qué pagar tanto cuando son fáciles de hacer en casa.

. . . .

12 hojas de col rizada orgánica
1 cucharada de ajo picado
1 cucharada de aceite de oliva
    virgen extra

. . . .

Precalienta el horno a unos 180 °C. Prepara una bandeja de hornear cubriéndola de papel de aluminio. Lava y seca bien la col rizada. Separa los tallos usando las manos o un cuchillo y corta las hojas en trozos de tamaño mediano. Coloca la col rizada en una sola capa sobre la bandeja preparada para el horno. Pon el ajo en un pequeño bol. Bate con el aceite hasta que esté bien mezclado. Extiende la mezcla de aceite y ajo sobre la col rizada. Hornea de 8 a 10 minutos, hasta que esté crujiente. Vigila la col rizada. Si empieza a humear, sácala del horno, baja la temperatura a unos 160° C y continúa horneando hasta que esté crujiente.

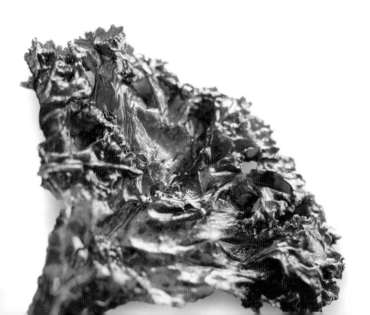

CHAMPIÑONES SUPERSENCILLOS *(4 raciones)*

Aunque puede hacerse solo con aceite de oliva, este aperitivo sabe incluso mejor cuando se prepara con aceite de oliva y aceite rojo de palma. Busca aceite rojo de palma por internet si no puedes encontrarlo donde vives.

- ½ cucharadita de aceite de oliva virgen extra
- 340 gramos de champiñones pequeños
- 2 cucharadas de aceite rojo de palma o aceite de oliva virgen extra adicional
- 1 cucharada de tomillo fresco picado, o 1 cucharadita si está seco

Calienta el aceite de oliva en una gran sartén plana a fuego medio alto durante 30 segundos. Añade los champiñones y cocina, removiendo ocasionalmente, hasta que los champiñones suelten sus jugos, de 10 a 15 minutos. Añade el aceite rojo de palma y el tomillo, y cocina removiendo de vez en cuando, hasta que los champiñones estén tiernos y fragantes, de 10 a 15 minutos o más.

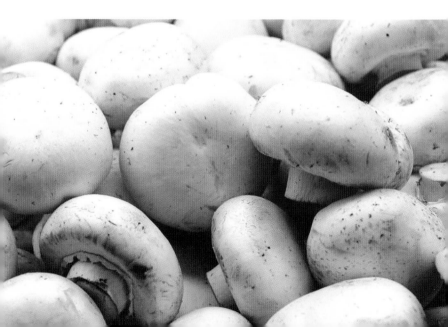

CEBOLLA Y TOFU CARAMELIZADOS *(4 raciones)*

Atención, amantes de la cebolla: aquí tenéis una receta que presenta no solo uno, sino dos superalimentos. Y lo que es más, es tremendamente fácil de hacer porque el tofu ya está cocinado. Busca tofu al horno aliñado en las tiendas de alimentación natural o en supermercados con un amplio surtido.

. . . .

1 cucharada de aceite de coco

1 cebolla roja grande, o 2 cebollas rojas medias, finamente picadas

2 cucharadas de néctar de ágave

¼ de taza de tofu horneado aliñado y desmenuzado

Sal

Pimienta molida

. . . .

Pon el aceite en una sartén plana grande a fuego lento hasta que se caliente bien, alrededor de 2 minutos. Añade la cebolla y cocina removiendo ocasionalmente durante 30 minutos. Agrega el néctar de ágave. Sigue cocinando, removiendo de vez en cuando, hasta que la cebolla esté muy blanda y caramelizada, unos 30 minutos más. Adereza con el tofu. Sazona con sal y pimienta al gusto.

WAKAME Y GARBANZOS *(8 raciones)*

Esta receta ofrece una manera fácil y económica de añadir algas a tu dieta. Tienes que tener en cuenta lo siguiente: debes poner en agua el wakame antes de usarlo y enfriar la ensalada en el frigorífico antes de servir.

· ·

1 bolsa pequeña de entre 40 y 55 gramos de wakame seco

½ taza de garbanzos cocidos o en lata, escurridos

2 cucharadas de aceite de sésamo tostado

· ·

Coloca el wakame en un bol mediano. Cubre de agua y deja que la absorba durante 15 minutos. Escurre en un colador. Pásalo a la tabla de cortar y córtalo en tiras finas. Vuelve a ponerlo en el bol. Agrega los garbanzos y el aceite. Enfría en el frigorífico durante al menos 1 hora antes de servir para permitir que los sabores se fundan.

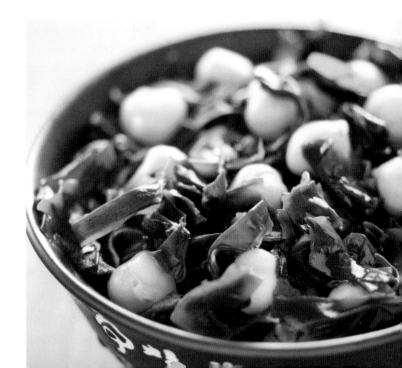

ESPÁRRAGOS A LA CÚRCUMA *(2 raciones)*

Perfecto para cuando estás «en familia» o para cuando hay invitados en casa, este aperitivo cuenta con las propiedades saludables de la cúrcuma. Puedes hacerlo con espárragos frescos o congelados.

- 1 cucharada de aceite de coco
- 1 cucharada de zumo de limón recién exprimido
- 340 gramos de espárragos frescos o congelados
- ½ cucharadita de cúrcuma molida
- ¼ de taza de almendras picadas

Pon el aceite y el zumo de limón en una sartén plana mediana a fuego lento hasta que el aceite esté bien caliente, unos 2 minutos. Sube el fuego a medio y añade los espárragos. Cocina hasta que estén tiernos y, al mismo tiempo, crujientes, 5 minutos para los espárragos frescos o 10 minutos para los congelados. Añade la cúrcuma y cocina, removiendo frecuentemente, de 2 a 3 minutos. Agrega las almendras y cocina, removiendo con frecuencia, hasta que estén hechas, alrededor de 1 minuto.

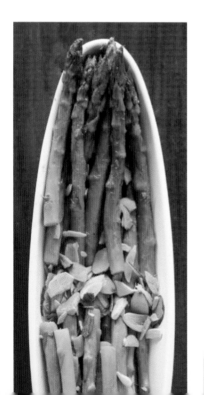

SABROSO EDAMAME *(4 raciones)*

Los granos de soja verdes jóvenes se llaman «edamame» y se venden frescos o congelados. Para hacer esta receta busca edamame desenvainado en la sección de comidas congeladas de tu supermercado.

· ·

1 cucharada de aceite de oliva virgen extra o aceite de aguacate

1 paquete de unos 340 gramos de coliflor congelada

1 paquete de unos 340 gramos de edamame congelado desenvainado

½ taza de queso cheddar vegano rallado

· ·

Calienta el aceite en una sartén plana grande a fuego medio alto durante 30 segundos. Añade la coliflor y cocina, removiendo frecuentemente, hasta que esté tierno, unos 10 minutos. Aparta del fuego. Espolvoréale el queso y déjalo reposar durante 5 minutos hasta que el queso se haya fundido.

Variación: cocina este plato en el horno en lugar de en la hornilla, precalentándolo a 200 ºC. Pon la coliflor y el edamame en una bandeja cuadrada de hornear de 20 centímetros y remueve para combinar. Aliña con aceite y espolvoréale el queso. Hornea de 15 a 20 minutos, hasta que las verduras estén hechas y el queso se haya fundido.

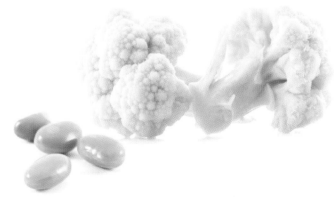

BIBLIOGRAFÍA

Los arándanos

Afshar, K., H. Stothers, H. Scott y A. E. Mac-Neily. Octubre de 2012. «Zumo de arándano para la prevención pediátrica de la infección del conducto urinario: Una prueba aleatoria controlada». *The Journal of Urology* 188: 1584-1587.

Krikorian, Robert, Marcelle D. Shidler, Tiffany A. Nash y otros. 2010. «Los suplementos de arándanos mejoran la memoria en los adultos mayores». *Journal of Agricultural and Food Chemistry* 58 (7): 3996-4000.

Moghe, S. S., S. Juma, V. Imrhan y P. Vijayagopal. Mayo de 2012. «El efecto de los polifenoles de mora en la diferenciación del predipocito 3T3-F442A». *Journal of Medicinal Food* 15 (5): 448-452.

Neto, Catherine. 2007. «El arándano y sus fitoquímicos: un análisis de los estudios anticancerígenos in vitro». *The Journal of Nutrition* 137 (1): 186S-193S.

El brócoli y los germinados de brócoli

Barnes, Peter J. 15 de septiembre de 2008. «Regulación del gen antioxidante en COPD: El caso del brócoli». *American Journal of Respiratory and Critical Care Medicine* 178 (6): 552-554.

Sharma, Chhavi, Lida Sadrieh, Anita Priyani y otros. 2011. «Efectos anticarcinógenos del sulforafano en asociación con sus propiedades antiinflamatorias e inductoras de apoptosis en las células cancerosas cervicales humanas». *Cancer Epidemiology* 35: 272-278.

Tang, Li, Gary R. Zirpoli, Khurshid Guru y otros. Julio de 2010. «La ingesta de verduras crucíferas modifica la supervivencia en el cáncer de vejiga». *Cancer Epidemiology, Biomarkers & Prevention* 19: 1806-1811.

Yanaka, Akinori, Jed Fahey, Atsushi Fukumoto y otros. Abril de 2009. «Los germinados de brócoli ricos en sulforafano dietético reducen la colonización y atenúan la gastritis en seres humanos y en ratones infectados con *Helicobacter pylori*». *Cancer Prevention Research* 2 (4): 353-360.

La linaza

Cockerell, K. M., A. S. Watkins, L. B. Reeves y otros. Octubre de 2012. «Efectos de la linaza en los síntomas del síndrome del colon irritable: una prueba piloto aleatoria controlada». *Journal of Human Nutrition and Dietetics* 25 (5): 435-443.

Demark-Wahnefried, W., T. J. Polascik, S. L. George y otros. Diciembre de 2008. «Los suplementos de linaza (sin restricción dietética de grasa) reducen las tasas de proliferación del cáncer de próstata prequirúrgica en los hombres». *Cancer Epidemiology, Biomarkers & Prevention* 17 (12): 3577-3587.

Pan, An, Danxia Yu, Wendy Demark-Wahnefried y otros. Agosto de 2009. «Meta-análisis de los efectos de la intervención de la linaza en los lípidos sanguíneos». *The American Journal of Clinical Nutrition* 90 (2): 288-297.

Zhang, Wei, Xiaobing Wang, Yi Liu y otros. Junio de 2008. «Efectos del extracto de lignano de linaza dietética en los síntomas de la hiperplasia prostática benigna». *Journal of Medicinal Food* 11 (2): 207-214.

El ajo

Cope, Keary, Harold Seifried, Rebecca Seifried y otros. 2009. «Un método de cromatografía de gases y espectometría de masas para la cuantificación de la N- Nitrosoprolina y la N- Acetilsalisteina de la orina humana: aplicación a un estudio de los efectos del consumo de ajo en la nitrosación». *Analytical Biochemistry* 394: 243-248.

Ghalambor, Abdolazim, y Mohammad Hassan Pipelzadeh. Enero de 2009. «Estudio clínico de la eficacia del ajo fresco machacado administrado oralmente en el control de la infección *Pseudo-monas aeruginosa* en pacientes quemados con varios grados de quemaduras». *Jundishapur Journal of Microbiology* 2 (1): 7-13.

Seo, Dae Yun, Sung Ryul Lee, Hyoung Kyu Kim y otros. Junio de 2012. «Efectos benéficos independientes del extracto de ajo envejecido en combinación con el ejercicio habitual en el riesgo cardiovascular en mujeres posmenopáusicas». *Nutrition Research and Practice* 6 (3): 226-231.

Williams, Frances M. K., Jane Skinner, Tim D. Spector y otros. 2010. «El ajo dietético y la osteoartritis de cadera: evidencia de un efecto protector y del presunto mecanismo de acción». *BMC Musculoskeletal Disorders* 11 (1): 280-287.

La col rizada

Higdon, Jane V., Barbara Delage, David E. Williams y Roderick H. Dashwood. 2007. «Las verduras crucíferas y el riesgo de cáncer en los seres humanos: pruebas epidemiológicas y mecanismo básico». *Pharmacology Research* 55: 224-236.

Richman, Erin L., Peter R. Carroll y June M. Chan. Julio de 2012. «Ingesta de verduras y fruta tras la diagnosis y riesgo de progresión del cáncer de próstata». *International Journal of Cancer* 131 (1): 201-210.

Tang, Li, Gary R. Zirpoli, Khurshid Guru y otros. Abril de 2008. «El consumo de verduras crucíferas crudas está inversamente asociado con el riesgo de cáncer de vejiga». *Cancer Epidemiology, Biomarkers & Prevention* 17 (4): 938-944.

Zhang, Xianglan, Xiao-Ou Shu, Yong-Bing Xiang y otros. Julio de 2011. «El consumo de verduras crucíferas está asociado con un riesgo reducido de la mortalidad total y de la producida por enfermedades cardiovasculares». *The American Journal of Clinical Nutrition* 94 (1): 240-246.

Las setas

Cheskin, L. J., L. M. Davis, L. M. Lipsky y otros. Julio de 2008. «Compensación de la falta de energía a los cuatro días de sustituir la carne de ternera por champiñones blancos».*Appetite* 51 (1): 50-57.

Jeong, Sang Chul, Yong Tae Jeong, Byung Keun Yang y otros. 2010. «Los champiñones blancos (*Agaricus biporus*) reducen los niveles de glucosa y colesterol en la sangre en ratas diabéticas e hiper-colesterolémicas». *Nutrition Research* 30: 49-56.

Mori, K., S. Inatomi, K. Ouchi y otros. Marzo de 2009. «Mejorando los efectos de la seta yamabushitake (*Hericium erinaceus*) sobre la deficiencia cognitiva leve: una prueba clínica controlada doble ciego con placebo». *Phytotherapy Research* 23 (3): 367-372.

Signoretto, Caterina, Gloria Burlacchini, Anna Marchi y otros. 2011. «Probando una fracción de masa molecular baja en un extracto de seta (*Lentinus edodes*) formulado como enjuage bucal en un grupo de voluntarios». *Journal of Biomedicine and Biotechnology* doi: 10.1155/2011/857987.

La cebolla

Galeone, Carlotta, Claudio Pelucchi, Renato Talamini y otros. Octubre de 2007. «Ingesta de cebolla y ajo y las posibilidades de desarrollar hiperplasia prostática benigna». *Urology* 70 (4): 672-676.

Jenwitheesuk, Kamonwan, Palakorn Surakunprapha, Kriangsak Jenwitheesuk y otros. 2012. «El papel de los derivados de silicona más el gel de extracto de cebolla en la protección de las cicatrices esternales hipertróficas: una prueba prospectiva controlada aleatoria, doble ciego». *International Wound Journal* 9: 397-402.

Kyle, Janet A. M., Linda Sharp, Julian Little y otros. 2010. «Cáncer colorrectal y flavonoide dietético: un estudio de control de casos». *British Journal of Nutrition* 103: 429-436.

Matheson, Eric, Arch G. Mainous III, y Mark A. Camemolla. Julio-agosto de 2009. «La asociación entre consumo de cebolla y densidad ósea en mujeres de raza blanca, no hispánicas, perimenopáusicas y postmenopáusicas de 50 años y más». *Menopause* 16 (4): 756-759.

Las algas

Cooper, Russell, Charles Dragar, Kate Elliot y otros. 2002. «GFS, una preparación de *Undaria Pinnatifida* de Tasmania está asociada con la curación e inhibición de la reactivación del herpes». *BMC Complementary & Alternative Medicine* 2:11.

Frestedt, Joy L., Michael A. Kuskowski y John L. Zenk. 2009. «Un suplemento mineral derivado de un alga natural (Aquamin F) para la osteoartritis de rodilla: un estudio piloto controlado, aleatorio, con placebo». *Nutrition Journal* 8: 1-8.

Jensen, Morten Georg, Mette Kristensen y Arne Astrup. Julio de 2012. «Efecto de los suplementos de alginato en la pérdida de peso de sujetos obesos completando una dieta de doce semanas de energía restringida: una prueba controlada aleatoria». *The American Journal of Clinical Nutrition* 96 (1): 5-13.

Shamsabadi, F. T., A. Khoddami, S. G. Fard y otros. Febrero de 2013. «Comparación de tamoxifeno con el extracto del alga comestible (*Eucheuma cottonii L.*) en la supresión del tumor de pecho». *Nutrition and Cancer* 65 (2): 255-262.

La soja

Ma, D. F., L. Q. Qin, P. Y. Wang y R. Katoh. 2008. «La ingestión de isoflavonas de soja inhibe la resorción ósea y estimula la formación de hueso en las mujeres menopáusicas: metaanálisis de pruebas controladas aleatorias». *European Journal of Clinical Nutrition* 62: 155-161.

Rebholz, C. M., K. Reynolds, M. R. Wofford y otros. Enero de 2013. «Efecto de la proteína de soja en los factores incipientes de riesgo de las enfermedades cardiovasculares: una prueba controlada aleatoria». *European Journal of Clinical Nutrition* 67 (1): 58-63.

Taku, K., M. K. Melby, F. Kronenberg y otros. Julio de 2012. «Las isoflavonas de soja extraídas o sintetizadas reducen la frecuencia y la importancia de los sofocos menopáusicos: análisis sistemático y meta-análisis de pruebas controladas aleatorias». *Menopause* 19 (7): 776-790.

Taku, Kyoko, Keizo Umegaki, Yoko Sato y otros. Abril de 2007. «Las isoflavonas de soja reducen el serum total y el colesterol LDL en los seres humanos: un metaanálisis de once pruebas controladas aleatorias». *The American Journal of Clinical Nutrition* 85 (4): 1148-1156.

La cúrcuma

Ali, Elham H. A. y Nadia M. S. Arafa. 2011. «La acción comparativa protectora de memantine, y diclofenac contra la disfunción de la memoria inducida mediante escopolamina». *Fitoterapia* 82: 601-608.

Madhu, K., K. Chanda y M. J. Saji. Abril de 2013. «Seguridad y eficacia del extracto de *Curcuma longa* en el tratamiento de la osteoartritis dolorosa de rodilla: una prueba controlada con palacebo y aleatoria». *Inflammopharmacology* 21 (2): 129-136.

Palve, Yogesh Panditrao y P. L. Nayak. 2012. «Curcumina: un maravilloso medicamento anticancerígeno». *International Journal of Pharmacy and Biomedical Sciences* 3 (2): 60-69.

Pashine, L., J. V. Singh, A. K. Vaish y otros. Abril de 2012. «Efecto de la cúrcuma (*Curcuma longa*) en sujetos hiperlipidémicos con sobrepeso: estudio doble ciego». *Indian Journal of Community Health* 24 (2): 113-117.

RECURSOS

Cape Cod Cranberry Growers' Association
cranberries.org

Cranberry Institute
cranberryinstitute.org
Destaca los datos que van apareciendo sobre los arándanos en la Cranberry Health Research Library (Biblioteca de investigación sobre la salud y los arándanos)

Environmental Working Group
ewg.org
Publica la *Annual Guide to Pesticides in Produce (Guía anual de pesticidas en los productos frescos)* presentando los «Doce sucios» y los «Quince limpios».

Flax Council of Canada
flaxcouncil.ca

The George Mateljan Foundation
whfoods.com
Presenta información sobre los alimentos más saludables del mundo.

Mushroom Council
mushroominfo.com

National Onion Association
onions-usa.org

Soyfoods Council
thesoyfoodscouncil.com

Sprout People
sproutpeople.com
Vende semillas para germinar brócolis y otras verduras y legumbres.

US Highbush Blueberry Council
blueberry.org

Ofrece información sobre dónde recoger arándanos («Plantaciones recógelas tú mismo»), cómo cultivarlos y un sinfín de formas de prepararlos.

US National Library of Medicine
nlm.nih.gov/medlineplus
Permite a los usuarios buscar investigación médica por temas.

Wild Blueberry Association of North America
wildblueberries.com
Ofrece recetas e información sobre nutrición, además de detalles sobre cómo los arándanos silvestres difieren de los cultivados.

SOBRE LOS AUTORES

Desde hace bastante más de dos décadas, **Myrna Chandler Goldstein** ha sido escritora *freelance* especializada en temas de salud. Es autora y coautora de cientos de artículos y de diez libros.

El doctor **Mark Allan Goldstein** es director médico especializado en adolescentes y jóvenes adultos en el Hospital General de Massachusetts. Asimismo es catedrático adjunto de medicina en la Facultad de Medicina de Harvard.

ÍNDICE

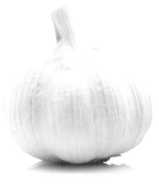

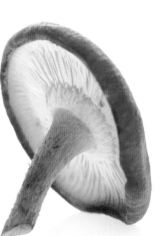